DE
L'ÉLECTRICITÉ STATIQUE

ET DE SON

EMPLOI EN THÉRAPEUTIQUE

MÉMOIRE

PAR LE

Docteur Paul VIGOUROUX

AVEC 6 PLANCHES HORS TEXTE

PARIS

LIBRAIRIE J. B. BAILLIÈRE ET FILS

RUE HAUTEFEUILLE, 19, PRÈS DU BOULEVARD SAINT-GERMAIN

1882

ÉLECTROTHÉRAPIE STATIQUE

INTRODUCTION

Parmi les agents thérapeutiques sur lesquels l'attention et l'étude des praticiens et des savants se sont portées avec le plus de persistance, depuis quelque temps, il faut citer en première ligne l'électricité.

Elle a été l'objet de recherches extrêmement nombreuses qui n'ont pas encore, il est vrai, donné d'éclaircissements sur sa nature même, mais qui ont eu le grand avantage de faire apprécier les différences qui existent dans les résultats, selon qu'on l'emploie, en médecine, suivant tels ou tels procédés connus.

Il serait, en effet, imprudent de croire que tous les procédés puissent être employés indifféremment, et nous devons dire que, sur ce point, il existe des divergences d'opinions marquées parmi les praticiens.

Le savant et regretté Duchenne (de Boulogne), par exemple, ne voulait pas qu'on eut recours aux courants continus dans certaines conditions; aujourd'hui, la plupart des praticiens emploient les piles de Remak, considérées comme mauvaises par le premier de ces savants. Celui-ci, et bien d'autres, ont traité l'électricité statique de dangereuse ; elle est appliquée de nouveau et rien au monde ne vient justifier ces appréhensions.

Pour nous, nous la préconisons de toutes nos forces, et notre but est de faire revenir certains de nos confrères sur des idées qui sont plus préconçues que véritablement raisonnées.

Nous n'avons pas, d'ailleurs, la prétention de traiter un sujet nouveau, et bien d'autres avant nous, comme on le verra plus loin, ont écrit sur l'électricité statique. Des faits semblables à ceux sur lesquels nous appelons l'attention de nos confrères ont été relatés, et si nous les livrons à la publicité, c'est surtout pour faire apprécier de plus en plus un mode thérapeutique dans l'emploi duquel nous avons entièrement confiance.

D'ailleurs, à priori, et laissant de côté nos observations personnelles, pourquoi n'aurions-nous pas confiance en cette méthode ?

Existe-t-il, dans l'histoire de l'électricité statique appliquée à l'art de guérir, des faits qui doivent faire bannir son emploi à tout jamais ? Nous ne le croyons pas. En vain invoquera-t-on, pour condamner ce procédé, qu'on a observé des accidents par les décharges de la bouteille de Leyde; la raison n'est pas suffisante. Ne

voyons-nous pas, tous les jours, des appareils d'électro-
dynamique dépasser ou ne pas atteindre le but qu'on se
proposait en en faisant usage? On modifie, on travaille,
mais on ne bannit pas pour cela l'électricité dynamique.
Eh bien, rejetons absolument l'usage des condensateurs
en électricité statique, et nous allons avoir, avec des
machines bien construites et bien maniées, un moyen
thérapeutique de première valeur, qui dépassera, en sû-
reté et en innocuité, les plus parfaits appareils d'induction que leurs partisans signalent eux-mêmes comme
dangereux dans certains cas.

Nous avons été, il faut le dire, très étonné de voir, en
parcourant les auteurs qui préconisent l'électricité dynamique, de voir, disons-nous, le peu de cas qu'ils font de
l'ancienne méthode. Ils se contentent d'écrire que ces
procédés sont aujourd'hui abandonnés; ils ajoutent,
néanmoins : « Les résultats obtenus ont tenu quelquefois
du merveilleux (1); » ou bien : « L'électricité statique doit
offrir des ressources trop négligées de nos jours (2). »

Et bien, pourquoi abandonner une méthode dont on
dit tant de bien? Les découvertes successives de Volta
et de Faraday avaient révolutionné l'électrothérapie, d'ac-
cord; mais, néanmoins, c'est sans une étude et un examen suffisants, à notre avis, que les praticiens ont laissé
tomber dans l'oubli un moyen thérapeutique auquel ils
déclarent ne plus attacher qu'une valeur historique.

---

(1) Duchenne (de Boulogne), *De l'électrisation localisée.*
(2) Dr Tripier, *Manuel d'électrothérapie.*

.Pour nous, édifié par des faits, nous voulons concourir à la réhabilitation de l'ancienne méthode ; aussi, nous prendrons chez les auteurs la relation des résultats qu'ils ont obtenus et nous les ferons suivre de nos observations personnelles. Nous espérons arriver par ce moyen à convaincre une grande partie des adversaires d'une méthode qui est appelée, selon nous, à occuper le premier rang en thérapeutique.

Si nous parvenons à ce résultat, nous serons fort heureux ; mais il nous faut dire que, sans les conseils d'un de nos excellents confrères, nous n'aurions peut-être jamais étudié l'électrothérapie statique. Le Dr Arthuis, en effet, en 1869, entreprit de faire des expériences sur de nouvelles bases et convia ses confrères à venir voir et juger sa méthode et ses résultats avec une impartialité qui n'eut d'égale que sa bienveillance. C'est ainsi que l'auteur fut initié aux nouvelles recherches sur l'électricité statique ; nous considérons comme un devoir de le dire hautement, et de remercier ici notre confrère pour tous les bons conseils qu'il a bien voulu nous donner au début de nos études en électrothérapie.

Nous diviserons notre travail en quatre parties :

La première contiendra l'historique de la question aussi complet que possible ;

Dans la deuxième, nous nous occuperons du mode de production de l'électricité statique et de sa communication aux malades ;

La troisième contiendra l'étude des diverses méthodes d'administration ;

Enfin, dans la quatrième, nous relaterons nos observations.

PREMIÈRE PARTIE

HISTORIQUE

Il ne faut pas remonter à plus de 150 ans pour trouver les premiers essais en électrothérapie statique ; on ne connaissait, d'ailleurs, à cette époque, que l'électricité obtenue par le frottement.

En 1743, Krüger, professeur à Helmstœdt, répète une expérience de Nollet et de du Fay, dans laquelle ce dernier étant suspendu à des cordons de soie, on vit qu'en s'approchant de lui on tirait des étincelles ; c'est Krüger, probablement, qui, le premier, pensa à renouveler cette expérience dans un but thérapeutique.

Bientôt après lui (1744), Kratzenstein, de Halle, reprend cette étude et guérit par l'électricité une femme atteinte de paralysie du petit doigt. Il publie, d'ailleurs, un livre intitulé : *Lettres d'un physicien sur l'usage de l'électricité dans la médecine*, Hâlle, 1746.

A ce moment, on ne pensait à traiter que les paralysies, et on n'avait pas encore obtenu de succès bien retentissants, quand Jallabert, de Genève (1748), publie un ouvrage considérable ayant pour titre : *Expériences sur l'électricité avec quelques conjectures sur ses causes et ses effets*, Genève, 1748 (in-8°). Du reste, quelques années plus tard, il publiait, dans le journal des savants, une observation d'un malade affecté depuis 14 ans d'une paralysie du bras droit, qui lui était survenue à la suite d'une chute. La guérison a lieu en deux mois.

Ce succès éveilla l'attention des médecins, et, à partir de cette époque, nous les voyons chercher à guérir par l'électricité d'autres maladies que la paralysie. Il faut le dire, même dans cette dernière, les succès ne furent pas nombreux, et l'abbé Nollet (1749) n'obtint pas de brillants résultats. Il contribua, néanmoins, pour sa bonne part, à l'avancement de la science qui nous occupe, en publiant successivement : *Recherches sur les causes particulières des phénomènes électriques*, Paris, 1749 (in-12); et *Recueil de lettres sur l'électricité*, Paris, 1753, 3 vol. (in-12).

En 1749, François de Sauvages de la Croix obtient plus de succès et publie une monographie intitulée : *De hemiplegia per electricitatem curandâ*.

Il nous faut arriver en 1775, à Antoine Van Haen, professeur à Vienne et premier médecin de Marie-Thérèse,

pour voir enregistrer des cures nombreuses et sur des
maladies différentes. Il guérit, en effet, un grand nombre
de paralysies de causes diverses, il traite avec succès
plusieurs malades atteints de chorée, et, de plus, il par-
vient, par l'électricité, à rétablir le cours du sang menstruel; ses études sont très approfondies, et il signale,
contre la chorée, l'électricité statique comme spécifique.

Viennent ensuite de nombreux expérimentateurs :
Mauduit de la Varenne publie ses *Mémoires sur les différentes manières d'appliquer l'électricité,* Paris (in-4°). Il
donne un *Mémoire sur le traitement électrique appliqué
à 82 malades,* 1779. Sigaud-Lafond étudie l'influence de
l'électricité dans les diverses maladies : *Récits historiques et expérimentaux des phénomènes électriques,* 1781
(in-8°) ; *De l'électricité médicale,* 1803 (in-8°).

Lindult, médecin suédois, publie, en 1753, une guérison d'épilepsie. Il signale également une guérison de
danse de Saint-Guy.

Mazars de Cazelles publie (1780) un *Mémoire sur l'électricité médicale, et histoire de 109 malades traités et la
plupart guéris par l'électricité statique.*

Watson guérit un tétanos chez une jeune fille de 7 ans.

Teski, Patrice Brydone, Bertholon (1), Marat (2), sont
autant de chercheurs qui tous ont signalé des résultats
obtenus par l'électricité statique.

---

(1) Bertholon, *Traité de l'électricité du corps humain dans l'état de
santé et de maladie,* 2 vol., 1780.

(2) Marat, *Recherches physiques sur l'électricité,* 1782 ; *Mémoires sur
l'électricité,* 1783.

Il ne nous est pas possible, dans le cadre étroit que nous nous sommes tracé, de relater tous les noms des savants qui se sont occupés de l'électricité statique, et nous arrivons immédiatement à la période où l'engouement et, disons-le, la facilité d'application d'une nouvelle méthode viennent momentanément reléguer dans une obscurité relative l'électricité statique et les remarquables résultats qu'elle avait déjà donnés en thérapeutique.

Galvani fait sa découverte, donne ses interprétations et les soutient, malgré les travaux de Volta.

La pile de ce dernier, facilement maniable, est bientôt appliquée à la thérapeutique, et nous avons le début de la médication électrique par les courants continus. Faraday vient enfin et, dans ses magnifiques travaux, découvre l'induction, aujourd'hui employée en médecine concurramment avec les courants continus.

Quelques praticiens s'occupent encore de l'électricité statique et ne se rebutent pas à la lecture des assertions par trop peu sérieuses de Giacomini et, nous devons le dire, de Duchenne (de Boulogne). Il faut, en effet, croire que ce savant devait avoir bien peu examiné les résultats et les procédés d'électricité statique, pour qu'il ait pu écrire ces quelques lignes (1) : « L'électricité statique » n'affecte ni les organes intérieurs, ni le pouls, ni les » sécrétions, ni les fonctions intellectuelles, ni la respi- » ration, et elle est aujourd'hui abandonnée, sa vertu » thérapeutique étant aussi peu appréciable que son ac-

____

(1) Duchenne (de Boulogne), loc. cit.

» tion physiologique. » Au moins, il faudrait, à défaut
de mémoire, en présence des faits historiques, avoir un
peu de logique et ne pas faire suivre ces lignes des suivantes : « L'électricité statique a guéri des chorées ou
» danses de Saint-Guy et un assez grand nombre d'affec-
» tions nerveuses et paralytiques. » Nous avons cru devoir faire remarquer ces contradictions en passant.

Parmi ceux qui travaillent encore la question, il est un
savant professeur duquel, pour nous consoler, nous citerons les opinions. Ce passage est un peu long, mais il
nous a paru très intéressant et a d'ailleurs déjà été re-
produit par M. Arthuis :

« (1) Dans certaines maladies, dit-il, le bain électrique
produit des effets mervéilleux, sans occasionner aucun
trouble au malade. Les seuls phénomènes que présente
le sujet sont les suivants: les cheveux se dressent sur
la tète, sans qu'il en ressente la moindre douleur ni la
plus légère incommodité. Il est vraiment surprenant de
voir avec quelle efficacité agit ce mode de traitement
dans certaines formes morbides. Je l'ai vu faire disparaître, en quelques secondes et comme par enchante-
ment, un tic douloureux qui persistait depuis plusieurs
jours. On peut également l'appliquer avec avantage dans
certains cas de névralgie sciatique, de phénomènes douloureux et insolites, de palpitations purement fonction-
nelles, et de tremblement des extrémités.

---

(1) Russel Reynolds, médecin de l'hôpital de l'University Collège.

» Dans l'aphonie, si l'on fait jaillir une étincelle dans le larynx, quelle que soit la nature du fluide électrique, qu'il soit négatif ou positif, l'aphonie pourra, dans certains cas, disparaître promptement sous l'influence de ce traitement plus ou moins direct. Ce moyen a donné à ma connaissance de très beaux résultats, dans des cas où d'autres procédés thérapeutiques avaient été essayés plusieurs fois sans succès.

» ...... Le meilleur moyen d'exciter la tonicité vasculaire de la peau est d'appliquer l'électricité statique au moyen d'étincelles. Ainsi appliquée l'électricité excitera la vitalité de la peau, lui restituera souvent sa coloration normale, et rougira la peau de votre propre phalange, si vous l'employez comme conducteur d'étincelles.

» L'hyperactivité des muscles, comme la contracture musculaire peut être diminuée par l'emploi de l'électricité statique.

» Les états d'hyperesthésie des nerfs, connus sous le nom de névralgies, peuvent être pour la plupart d'entre eux atténués par l'électricité statique, qui peut également être employée pour combattre les spasmes convulsifs et même les tremblements de la paralysie agitante. L'électricité statique donne de très beaux résultats dans toutes les paralysies. On dirige les étincelles sur la partie affectée.

» ...... On peut se servir avec avantage de l'électricité statique dans les affections douloureuses telles que : les névralgies, migraines, sciatiques, tics douloureux, etc., etc.; dans certains troubles de la sensibilité, tels que : l'engourdissement, le picotement, piqûres d'épingles où d'aiguilles ou quelques autres. »

Nous arrivons, enfin, au Dr Arthuis, qui depuis douze ans, comme nous l'avons dit, étudie d'une façon toute particulière la science qui nous occupe ; nous aurons souvent à puiser dans ses excellentes publications dans le cours de ce mémoire et nous sommes certains de ne pas trouver de contradicteurs en affirmant que par ses expériences et les modifications qu'il a apportées à l'ancienne méthode, il mérite en tous points le titre de rénovateur de l'électrothérapie statique.

DEUXIÈME PARTIE

DES MACHINES ÉLECTRIQUES STATIQUES,
DE LA COMMUNICATION DU FLUIDE ÉLECTRIQUE AU MALADE

Ce chapitre sera, dans sa première partie, historique et théorique; il ne nous a pas paru, en effet, possible de passer sous silence les principales machines qui ont servi à nos devanciers à obtenir les résultats dont nous avons parlé précédemment; nous avons cru également qu'il était indispensable de remettre sous les yeux de nos lecteurs les quelques notions théoriques qui sont indis-pensables à tout praticien qui voudra apprécier la façon dont fonctionne ses instruments; cela, en effet, lui permettra d'apporter dans la machine les modifications qui pourraient lui paraître utiles ; il pourra, en outre, se rendre compte du fonctionnement irrégulier de son appareil et y porter remède.

Machine d'Otto de Guericke

La première machine est due à Otto de Guericke ; elle consistait en un globe de soufre traversée par une tige de fer suivant son axe. On le faisait tourner pendant que les deux mains d'un aide, appuyées à sa surface, faisaient l'office de frottoirs.

On comprend qu'après avoir employé l'électricité développée sur le soufre par ce moyen, il fallait recommencer l'opération ; cet inconvénient seul, en faisait un appareil des plus imparfaits.

Sans nous arrêter à toutes les modifications qui furent successivement apportées dans la construction des machines dans lesquelles on remplaça bientôt la main par des coussins, arrivons tout de suite à la machine de Nairne, qui offre une importance en ce qu'elle était destinée à administrer aux malades, tantôt le fluide positif, tantôt le fluide négatif.

Machine de Nairne

La machine de Nairne (planche I) se compose d'un cylindre de verre horizontal *A*, tournant autour de son axe par le moyen d'une manivelle. Un coussin *C*, porté

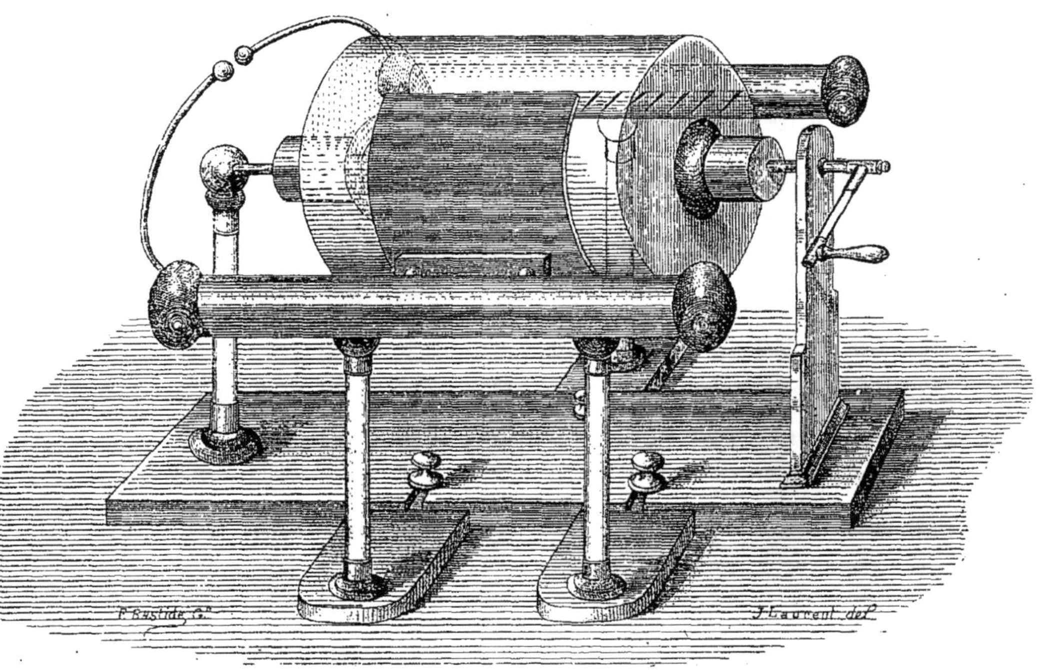

Machine de Nairne
PL.I
F. Bastide, G^ve
J. Laurent, del^t

par un cylindre de cuivre isolé, sur deux pieds de verre vernis à la gomme laque *B*, est appuyé sur le cylindre de verre au moyen de ressorts très doux. Un autre cylindre *B'*, en tout semblable au précédent, porte un peigne métallique de la longueur du coussin et se trouve situé en face du cylindre *B*. Une bande de taffetas *D*, fixée au coussin se trouve appliquée sur le cylindre de verre par l'effet de la rotation; on évite ainsi de perdre l'électricité qui a été développée sur le cylindre par le frottement sur le coussin dans le trajet de celui-ci au peigne métallique. Notons, une fois pour toutes, qu'on a nommé conducteurs dans les machines électriques, les cylindres de cuivre BB', quelle que soit la disposition de la machine. La façon dont elle fonctionne est des plus simples.

Quand on tourne le cylindre de verre le coussin et le conducteur *B* se chargent d'électricité négative et le verre d'électricité positive; arrivée devant le peigne métallique, cette dernière décompose l'électricité neutre de celui-ci et du conducteur *B'*, lui laisse son électricité positive et repasse lui-même à l'état neutre.

On voit donc qu'on peut, à l'aide de cette machine, communiquer au malade le fluide négatif où positif à volonté.

Machines de Van Marum

On peut voir à l'Exposition internationale d'électricité de Paris, la grande machine à deux plateaux et à huit

coussins dont se servit Van Marum pour ses expériences et au moyen de laquelle il obtenait des étincelles de
60 centimètres de longueur et de la grosseur d'une plume
d'oie. Cette machine n'étant pas pratique, passons à une
autre construite par le même savant quelques années
plus tard. Elle est exposée également à Paris (planche
II, figure 1, figure 2). Le plateau est porté à l'extrémité
de l'axe A; en tournant au moyen d'une manivelle
autour de cet axe il passe entre deux paires de coussins
CC' isolés et situés aux extrémités d'un diamètre horizontal.

Un arc conducteur R, attaché à une sphère isolée O
et terminé par deux petits cylindres BB' parallèles au
plateau, peut être placé dans un plan vertical (figure 2),
de manière à récolter l'électricité positive du verre, ou
bien a être mis en contact avec les coussins (figure 1)
pour y prendre l'électricité négative ; un deuxième arc
R', semblable à R, porté par la monture de l'axe de
rotation et communiquant avec le sol au moyen d'une
chaîne métallique, peut être placé aussi dans un plan
vertical en rapport avec le verre ou ramené dans la po-
sition horizontale en contact avec les coussins.

Ce dernier arc sert à transmettre dans le sol l'électricité négative ou positive selon qu'on voudra récolter sur
la sphère O le fluide positif ou négatif.

Machine de Ramsden

Elle est ainsi appelée parce que c'est Ramsden qui, sans

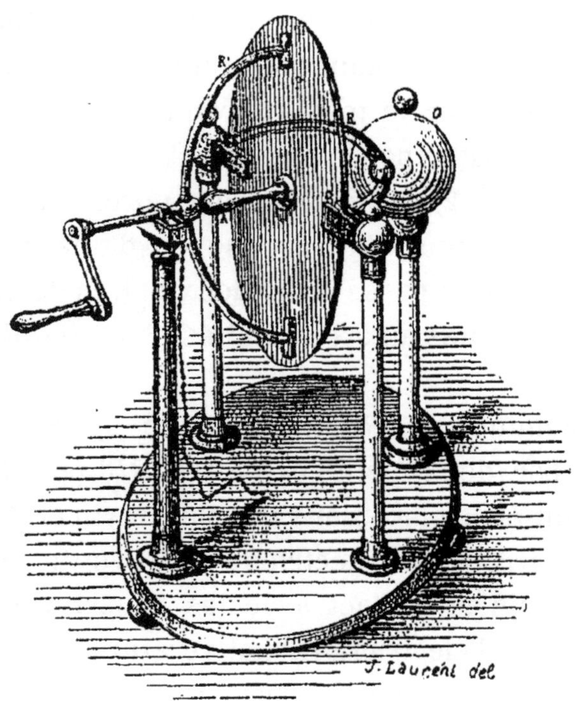

fig 1

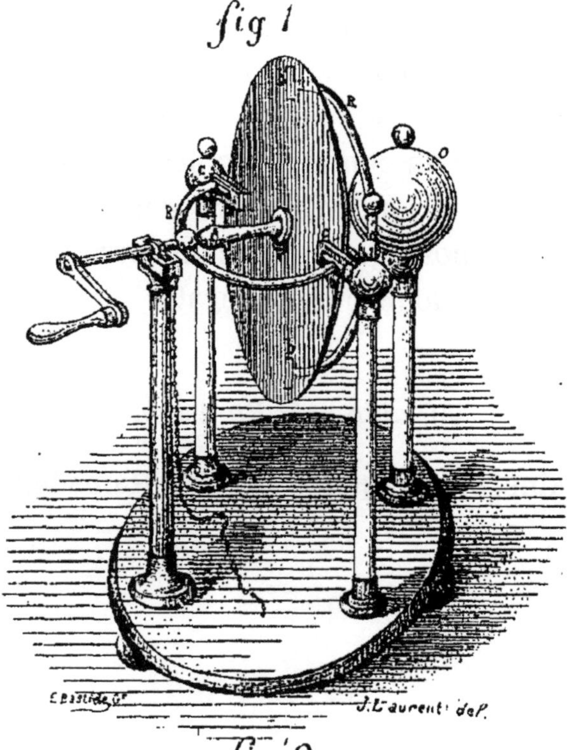

fig 2

l'avoir inventée, l'a modifiée dans sa construction de façon à la rendre bien plus pratique que toutes les machines connues jusqu'à lui. Elle se compose essentiellement d'un plateau de verre frottant entre deux paires de coussins disposés selon l'axe vertical.

Des machoires métalliques placées dans l'axe horizontal et embrassant dans leur concavité le pourtour du plateau de verre et une partie de sa surface, laissent échapper le fluide négatif des conducteurs qui va neutraliser le fluide positif dégagé sur le verre par le frottement de celui-ci sur les coussins.

Les coussins se chargent naturellement d'électricité négative, qui se répand dans le sol par l'intermédiaire d'une chaîne.

Machine de Holtz

Nous n'aurions pas mentionné cette machine, si, après lui avoir fait subir quelques modifications, un de nos confrères ne s'en servait depuis quelque temps en thérapeutique. Nous en dirons donc deux mots.

Elle se compose (planche III) d'un plateau vertical A en verre mince verni à la gomme laque, que l'on fait tourner au moyen d'une manivelle. En face de ce plateau mobile, et à une petite distance, se trouve un plateau fixe A', un peu plus grand, percé d'une grande ouverture centrale qui laisse passer l'axe de rotation, et dans lequel sont taillées deux fenêtres rectangulaires B et C, aux extrémités d'un même diamètre.

Sur l'un des bords de la fenêtre *B* est collée une languette de papier *a* terminée en pointe et appelée armure ; sur le bord opposé de la fenêtre *C* se trouve une armure semblable *b*.

De l'autre côté du plateau mobile, et en face des armures, sont placés deux conducteurs isolés *N* et *P*, terminés par des pointes métalliques. Ces deux conducteurs peuvent être réunis par des excitateurs à boule et à manche de verre *Q* et *R*. Quand on veut mettre l'appareil en charge, on commence par mettre en contact les deux excitateurs *Q* et *R*, comme l'indique la figure ; on prend ensuite une plaque d'ébonite qu'on électrise en la frottant avec la main ou avec une peau de chat ; on approche alors cette plaque d'une des armures en faisant tourner la roue mobile dans le sens de la flèche, c'est-à-dire vers les pointes des armures ; on perçoit un bruissement particulier : ce bruit indique que l'appareil fonctionne. Si l'on examine dans l'obscurité la machine en marche, on voit une nappe lumineuse continue qui s'échappe du peigne situé en face de l'armure primitivement électrisée, et se précipite sur le plateau mobile en se courbant dans une direction opposée à celle du mouvement : c'est un fluide d'électricité positive. De même, l'autre peigne laisse écouler de l'électricité négative, comme on le reconnaît aux points brillants qui terminent les dents. Enfin, les pointes de la première armure laissent aussi échapper de l'électricité positive et les pointes de l'autre de l'électricité négative.

Si l'on écarte alors les deux boules des excitateurs,

Machine de Holtz

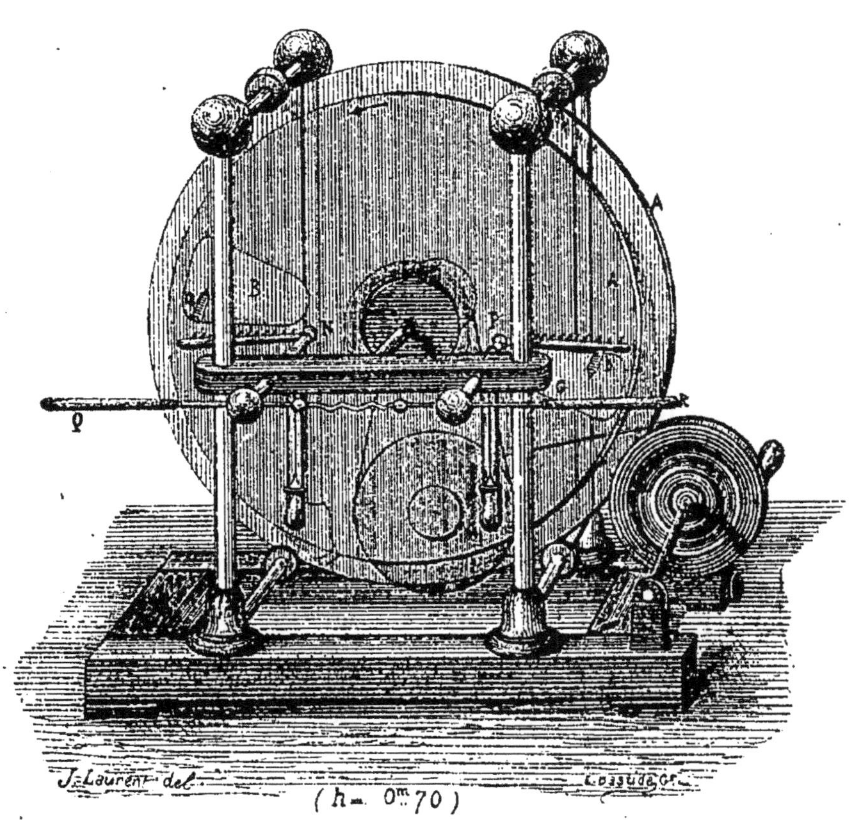

(h = 0ᵐ70)

une série d'étincelles jaillit tant que l'on continue à tourner le plateau ; mais, aussitôt que le mouvement de rotation cesse, l'électricité ne se produit plus, et, pour en
obtenir de nouveau, il faut recommencer l'opération que
nous venons de décrire. On ajoute, de plus, à cette machine les condensateurs H et H', pour accroître sa tension.

Nous voici, enfin, arrivé aux machines employées jour-
nellement, et nous allons entrer dans quelques détails,
surtout pour la machine de M. Carré, qui offre de grandes
ressources en électrothérapie statique.

Machine diélectrique Carré (planche IV)

Un grand inconvénient de la machine de Holtz est de
ne pouvoir se charger toute seule ; elle est, par cela
même, d'un emploi très incommode. La machine de
M. Carré est une combinaison de l'appareil de Holtz avec
l'ancienne machine à frottement ; elle s'amorce donc
d'elle-même.

Elle se compose d'un disque A en verre qui passe entre deux coussins de cuir F, F' et est porté directement
sur l'axe de la manivelle M ; une poulie montée sur le
même axe communique, à l'aide d'une courroie, une rotation plus rapide et de sens contraire à un plateau d'ébonite
B d'un diamètre supérieur à celui du disque A. En face
de ce deuxième plateau sont deux peignes métalliques
i et g, dont le second est opposé à une plaque d'ébonite
fixe munie d'armures, terminées par des pointes et des-

tinée à servir de deuxième inducteur, comme dans la machine de Holtz. Le peigne supérieur communique avec un conducteur isolé G, et le peigne inférieur se met en communication avec le sol au moyen d'une chaîne. La branche mobile d sert d'excitateur. Voyons maintenant comment fonctionne cette machine.

Le plateau A, après s'être électrisé positivement par le frottement entre les coussins, induit, à travers le plateau d'ébonite, le peigne i, qui, conservant l'électricité positive qui se rend dans le sol, dépose son électricité négative à la surface du plateau d'ébonite. Celui-ci, continuant à tourner, arrive en face du second peigne g, et décompose son électricité neutre ; le conducteur G, en communication avec le peigne g, conserve son électricité négative et cède au plateau l'électricité positive nécessaire à sa neutralisation ; le fluide négatif s'accumule donc dans le conducteur G.

Il est facile de voir que, dans cette machine, il y a un mélange de deux sortes d'électricité : une dégagée par le frottement, l'autre par induction ; ce n'est donc pas là un appareil d'électricité statique pure ; c'est pourquoi on l'a nommé diélectrique.

Machine du Dr Arthuis (planche V)

Il y a quelques années, le Dr Arthuis a eu l'idée de modifier la machine de Ramsden. Nous n'avons pas à entrer dans les détails du fonctionnement de cet appareil, attendu qu'il ne diffère des machines ordinaires à

Machine de Carré

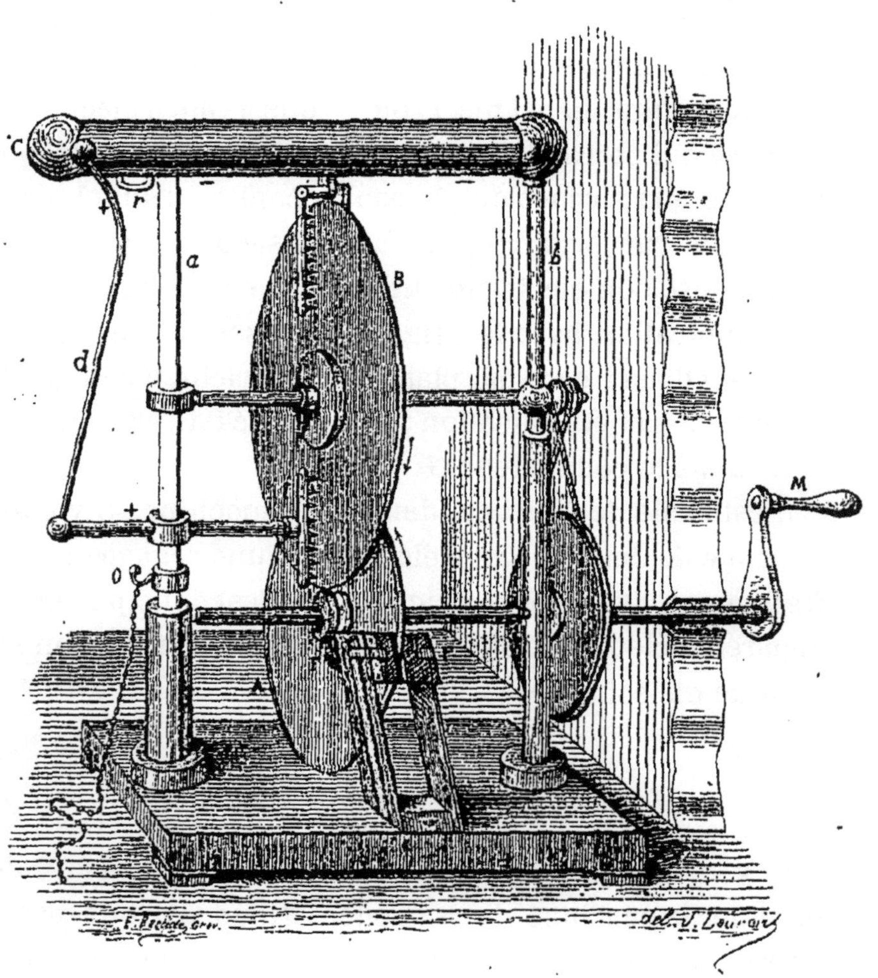

frottement que par la forme et le volume du conducteur. Nous allons avoir, d'ailleurs, à y revenir dans un instant.

Enfin, pour terminer cette nomenclature, mentionnons la machine du Dr Romain Vigouroux, notre homonyme : c'est une machine de Holtz modifiée qui a l'avantage de se charger elle-même ; nous ne pouvons la reproduire ici, car nous n'avons eu l'occasion de la voir qu'à l'Exposition d'électricité, où notre confrère l'avait exposée; nous en dirons néanmoins quelques mots plus tard.

Maintenant, pour clore cet aperçu technique, nous allons donner, en abrégé, les quelques lois qui règlent la production de l'électricité dans les machines statiques. Nous nous contenterons de les énumérer, renvoyant aux livres spéciaux ceux de nos lecteurs qui voudraient avoir la démonstration théorique de ces lois, aujourd'hui admises par les physiciens et les praticiens.

Théorie des machines à frottement

1re LOI. — Une machine statique aura une capacité électrique d'autant plus grande, et ses étincelles seront d'autant plus fortes, que ses conducteurs offriront eux-mêmes une plus grande surface. Il est nécessaire cependant de conserver une certaine proportion entre cette surface et celle du plateau, parce qu'il faut noter que plus grande sera la surface du conducteur, plus grande aussi sera la déperdition du fluide par l'air. Or, cette déperdition ferait bientôt équilibre à la production de l'électricité par le plateau.

2ᵉ LOI. — Plus on tournera le plateau vivement, plus on produira d'étincelles, ou, en d'autres termes, la quantité d'électricité obtenue est proportionnelle à la vitesse de la rotation.

3ᵉ LOI. — Pourvu que tous les points du plateau soient touchés par les coussins, il est inutile de serrer ces derniers outre mesure. En effet, passé une certaine limite de pression, la production du fluide reste stationnaire.

4ᵉ LOI. — La quantité d'électricité est proportionnelle à la surface frottée. Il est facile de se rendre compte de cette loi à l'aide d'un électromètre de Lane; on voit, en effet, que si l'on obtenait un nombre quelconque d'étincelles dans un temps donné, on n'obtient plus que la moitié de ce nombre si on enlève une paire de coussins.

Il nous paraît inutile de reproduire ici d'autres lois, telles que celles de tension, qui n'offrent pas, au point de vue pratique, l'intérêt de celles que nous venons d'énumérer.

Du choix d'une machine

Parmi toutes les machines dont nous avons parlé, il en est, telles que celles de Nairne, de Van Marum, de Ramsden et de Holtz, sur lesquelles nous n'avons pas à insister au point de vue de l'électrothérapie pratique. Restent donc les deux appareils du Dᵣ Arthuis et de M. Carré, et enfin celui de M. Romain Vigouroux. Quant à

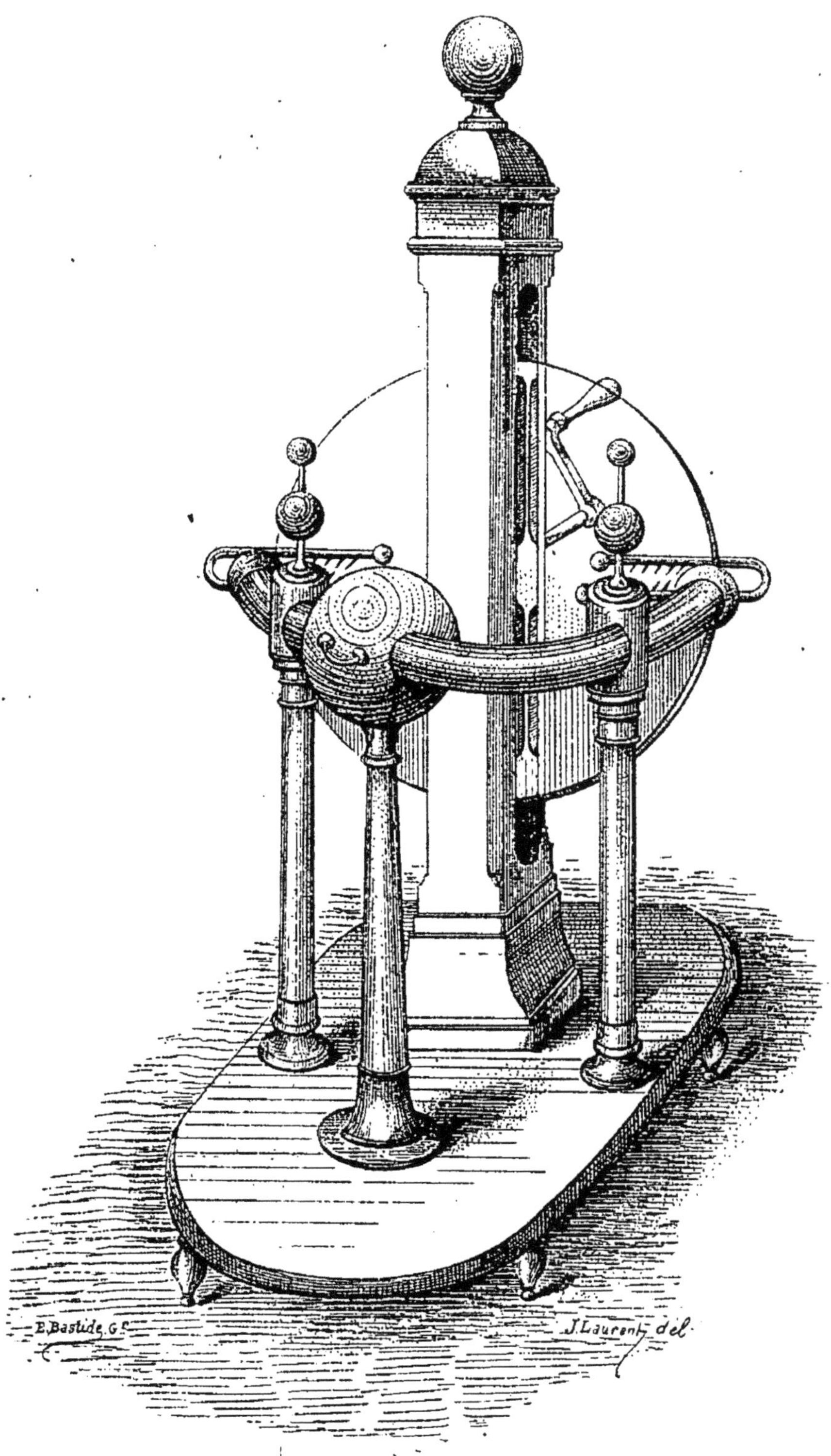
E. Bastide, G.ᵗ
J. Laurent, del.

ce dernier, nous avons peu de chose à en dire, attendu qu'il est de construction récente, et que, pour le juger impartialement, nous attendrons que les résultats qu'il donne aient été plus nombreux.

Néanmoins, à priori, nous croyons pouvoir déclarer que pour nous, nous n'en ferons jamais usage. Notre première raison est que nous n'avons pas confiance dans la machine de Holtz, dont cet appareil est presque la reproduction, vu son extrême sensibilité en présence de l'air humide.

Il n'est pas, en effet, de machine plus capricieuse; il n'y a pas longtemps que des constructeurs d'appareils électriques nous signalaient cet inconvénient.

Il faut du reste croire que notre confrère s'est aperçu de cet immense défaut, car il a cru bon d'enfermer son appareil dans une cage de verre pour la soustraire autant que possible aux influences de l'atmosphère. C'est donc une machine qui d'un moment à l'autre peut venir à ne pas fonctionner quand les malades en ont besoin.

Notre seconde raison est que nous avons deux machines excellentes à notre disposition et que telles qu'elles sont, elles répondent, selon nous, à tous les besoins de la pratique.

La machine construite par M. Arthuis est extrêmement simple, comme l'indique la figure ; mais, il faut le dire, la machine de Ramsden dont elle est une modification est elle-même très sensible aux variations atmosphériques. Si donc l'appareil de M. Arthuis donne à ce praticien les excellents résultats qu'il obtient tous les jours, c'est qu'il a obéi en la construisant à la première loi dont nous avons parlé plus haut ; il a donné, en effet, à son conducteur un grand développement en surface par l'addition de boules ; et la courbe qu'il a adopté rend cette machine, beaucoup moins encombrante que celle de Ramsden. Elle donne le fluide positif, est très douce, et fournit des étincelles faisant éprouver au malade une légère sensation de piqûre sans impression de choc ni de secousse. Cette machine convient essentiellement au traitement des névroses ; on peut néanmoins, dit M. Arthuis, obtenir avec elle des effets suffisamment énergiques pour le traitement des paralysies et de l'atrophie musculaire.

Nous n'entrerons pas dans le détail de son installation, ni des soins qu'elle réclame, nous réservant de donner plus loin toutes ces indications qui sont les mêmes quel que soit le genre de machine qu'on adopte.

La machine de M. Carré est également très bonne ; elle a l'inconvénient, au point de vue des recherches scientifiques, de ne pas être purement statique, néanmoins elle produit d'excellents effets. Elle donne le bain négatif et est beaucoup moins sensible aux influences atmosphériques que toutes les autres ; ce qui la rend très utile et très précieuse pour le médecin.

Il existe différentes grandeurs de ces machines, c'est du numéro 3 que nous nous sommes toujours servi, et il a toujours répondu entièrement à notre attente.

Ajoutons que cette machine donne des décharges plus sèches que la machine statique pure ; elle est plus forte

que cette dernière et rend de très grands services dans
les cas où on a besoin d'une excitation un peu violente et
qu'on ne veut pas se servir d'un condensateur; or, nous
démontrerons plus tard que ce dernier moyen est très
mauvais.

Concluons. A laquelle de ces deux machines doit-on
donner la préférence? Pour nous, nous n'hésitons pas à
dire, si nous nous adressons à un praticien qui veut faire
de l'électrothérapie statique une étude spéciale, qu'il faut
les prendre toutes les deux. En effet, quoique M. Arthuis
dit qu'il obtient avec la machine statique pure tous les
effets doux et violents dont il a besoin, il n'en dit pas
moins qu'il se sert encore de la machine de M. Carré (1).
« Dans les affections, qui, comme dans la paralysie,
l'atrophie musculaire, dit-il, ont besoin d'un stimulant
très énergique, on peut se servir avec avantage de la
machine diélectrique à deux plateaux, inventée il y a
quelques années par M. Carré. »

« Cet appareil, disons-le toutefois, n'est nullement indispensable en électrothérapie. Notre machine statique
répond parfaitement à tous les besoins de la pratique.
Pendant des années mêmes, nous n'avions pas d'autre
instrument et nous guérissions tout aussi bien que
maintenant la paralysie et l'atrophie musculaire. Si aujourd'hui, dans le traitement de ces affections, nous employons de préférence la machine de M. Carré, c'est seu-

---

(1) Dr Arthuis, *Traitement des maladies nerveuses et des affections
rhumatismales par l'électricité statique* (Paris, 1877, 2e édition).

lement à cause de sa puissance, et parce que l'expérience nous a démontré qu'en certain cas, on obtenait d'autant plus vite la guérison qu'on appelait à son aide un appareil plus puissant. »

Nous sommes donc en désaccord sur une nuance avec M. Arthuis en recommandant l'emploi des deux machines ; nous croyons, en effet, que la machine statique, vu sa douceur et ses effets calmants doit être réservée pour le traitement des névroses et des maladies dans lesquelles il faut employer des moyens relativement doux.

D'autre part, nous croyons qu'on doit faire usage de la machine diélectrique dans des cas contraires, parce que d'abord, elle répond parfaitement à la nécessité d'une forte excitation et qu'en cette occurrence on obtient une guérison plus rapide, pour emprunter à notre maître un argument qui nous paraît sans réplique.

S'en suit-il qu'on ne peut faire de l'électrothérapie statique qu'avec deux machines ? Non, certes, et pour un médecin qui n'userait de ce moyen thérapeutique que de temps en temps, une seule machine lui suffirait ; dans ce cas nous lui recommanderons l'usage de la machine du Dr Arthuis, quitte à obtenir, dans certains cas, des résultats moins rapides.

Ne jamais se servir de condensateurs

En parcourant les auteurs qui ont traité dans l'origine la question qui nous occupe, il est facile de remarquer qu'ils se servent souvent en parlant de l'étincelle électrique, de l'expression : décharge de la bouteille de Leyde ; pour eux, en effet, il paraissait indifférent que l'étincelle soit fournie directement par la machine ou par un condensateur.

Aujourd'hui, où des recherches physiologiques à ce point de vue ont établi les dangers qu'il y avait à se servir d'une bouteille de Leyde, nous ne saurions être étonné de voir les insuccès et les accidents qui ont été enregistrés quand on faisait usage de l'ancien procédé.

Cette méthode, en effet, a été cause qu'on a pu écrire ces quelques mots, qui, à eux seuls, étaient bien suffisants pour faire bannir l'électricité statique :

« L'électricité statique produit des ruptures et des déchirures vasculaires (1). »

Ces effets ont pu se produire ; mais pourquoi ? Parce qu'on s'est presque toujours servi des décharges de la bouteille de Leyde. Nous l'affirmons de la façon la plus absolue : l'emploi des condensateurs est une méthode qui doit être à jamais rejetée de la thérapeutique.

La physique, en effet, nous apprend qu'au point de vue de l'action physiologique des décharges électriques, l'énergie du choc ressenti ne dépend nullement de la longueur de l'étincelle, mais bien de la différence de la quantité d'électricité existant entre les deux conducteurs que l'on met en relation. Nous ne saurions trop insister

---

(1) Duchenne (de Boulogne), loc. cit.

sur ce point, et, pour appuyer notre dire, nous reportons ici quelques lignes du savant livre de M. Mascart (1) :

« On recevra impunément des décharges d'étincelles de 20 ou 30 centimètres d'une machine ordinaire à plateau, tandis que la décharge d'une batterie ne donnant que des étincelles de quelques millimètres peut devenir foudroyante. »

Il suit de là que si l'on fait usage d'un condensateur dont la charge peut devenir énorme, on pourra produire de désastreux effets sur le corps humain, dont la quantité d'électricité est toujours à peu près la même.

Il n'en saurait être ainsi en employant une machine électrique dont il est facile d'apprécier la puissance et dont la charge ne peut jamais dépasser une limite connue. Si ces quelques lignes tombent sous les yeux de certain praticien, nous pensons qu'il enlèvera de sa machine, destinée au traitement des névroses, ces deux condensateurs qui, sans nul doute, ne doivent pas être employés, et qui deviendront pour lui une source de mécomptes ; ces sortes de maladies réclament un traitement des plus doux, et nous croyons impossible d'obtenir de bons effets en employant, au contraire, des moyens dont nous venons de faire apprécier la violence.

Si nous parlons ainsi, c'est pour défendre d'avance l'électricité statique, qui sera certainement, avant peu,

---

(1) *Traité d'électricité statique*, par M. Mascart, professeur au Collège de France.

accusée de ne pas produire d'effets, et pour déclarer que les insuccès devront être mis sur le compte de la méthode employée et non sur celui d'un agent qui, mieux appliqué, aurait pu donner d'excellents résultats.

Conditions nécessaires au bon fonctionnement des machines

Nous appelons l'attention de nos confrères sur ce paragraphe; la pratique nous a, en effet, démontré que, pour qu'un médecin ne soit pas exposé à se trouver en face d'une impossibilité absolue de se servir de ses appareils, il fallait mettre ces derniers en état de fonctionner par tous les temps. Il semble que toute machine bien construite devrait toujours être au service de celui qui veut en faire usage; cette idée, vraie dans bien des cas, ne l'est pas quand il s'agit d'une machine électrique statique. Pour obtenir un bon fonctionnement de cet appareil, il faut lui faire produire la quantité d'électricité qu'il doit fournir, et, pour arriver à ce but, l'empêcher de perdre son fluide à mesure qu'il le produit.

En un mot, il faut mettre l'appareil dans un endroit où les causes de déperdition n'existeront pas et l'entretenir avec des soins minutieux.

Cet exposé est donc essentiellement pratique et nous ne saurions trop répéter que, faute de ne pas remplir scrupuleusement toutes les indications que nous donnons ici, on s'exposera sûrement à de regrettables déconvenues.

D'abord et avant tout, il ne faut jamais installer ses appareils dans un rez-de-chaussée. Les appartements situés ainsi sont presque toujours humides; les machines devront être montées à un entresol ou au premier étage; on choisira de préférence un appartement exposé au midi; on se trouvera ainsi dans les meilleures conditions pour éviter l'humidité. L'air sec est indispensable; on sait, en effet, que l'air humide est conducteur de l'électricité; or, dans ces conditions le fluide se répandant dans l'air à mesure de sa production, on ne peut le conserver sur les conducteurs de la machine et il arrive que suivant le degré de l'humidité de l'air, ou bien on n'a pas du tout d'électricité ou bien la quantité qu'on en obtient est si minime qu'elle ne peut servir.

Il faut, en outre, éviter autant que possible de placer ses machines dans des coins et trop près des murs; de plus l'appartement ne doit pas contenir de meubles anguleux près des appareils; si on ne suit pas ce précepte il arrivera que l'électricité fournie sera décomposée par l'influence des surfaces, angles ou pointes et qu'on n'en recueillera qu'une quantité insignifiante. S'il était impossible d'éviter les coins et les angles, on devrait les recouvrir de substances isolantes, telles que le verre ou le taffetas.

La machine étant ainsi installée, voyons maintenant de quelle façon on doit surveiller le fonctionnement de ses différentes pièces.

On sait que les coussins doivent être liés entre eux par une tige de cuivre communiquant elle-même avec une chaîne touchant le sol. Il est de toute nécessité que l'absorption du fluide produit sur les coussins soit aussi complète que possible ; pour cela on vérifiera bien les contacts et on fera en sorte que la chaîne ne traîne pas sur un endroit ciré ou verni ; il est facile de comprendre l'importance de cette indication. Théoriquement une machine devrait se charger jusqu'à ce que la tension de l'électricité des conducteurs soit équilibrée par l'influence du plateau ; mais en pratique il n'en est pas ainsi, et on voit au bout de peu de temps éclater des étincelles entre les machoires garnies de pointes et les coussins ; à ce moment la machine ne fonctionne plus utilement. En effet, ce phénomène prouve que la tension de l'électricité, développée sur les coussins, fait à un moment donné équilibre à celle du fluide développé sur les conducteurs. On comprend, par conséquent, que la moindre différence de tension suffira pour opérer la combinaison des deux fluides de sens contraire. Or, plus on facilitera l'écoulement dans le sol du fluide des coussins, plus on retardera le moment d'équilibre des tensions et plus on obtiendra d'électricité sur les conducteurs.

Pour arriver à ce résultat il ne suffit pas de prendre les précautions que nous venons d'indiquer ; il faut encore que les coussins eux-mêmes conduisent bien l'électricité ; pour cela on les enduit d'un corps en poudre qui augmente leur conductibilité. Plusieurs substances ont été conseillées. Parmi celles-ci, nous mentionnerons l'amalgame de Kienmayer composé de deux parties de mercure, une de zinc et une d'étain préconisé par M. Arthuis. On peut se servir de ce mélange, mais nous croyons que l'or mussif ou deuto-sulfure d'étain est tout aussi efficace quand on l'emploie bien.

Il faut, pour préparer ces coussins, mettre en pratique le procédé suivant, quelle que soit la poudre à laquelle on donne la préférence. D'abord, pulvériser cette poudre très finement, l'approcher du feu et la mettre sur des feuilles de papier chauffées pour enlever toute trace d'humidité. Chauffer ensuite les coussins et les appliquer plusieurs fois sur la poudre; les frotter assez longtemps l'un contre l'autre pour obtenir une surface métallique égale, et, enfin, ajouter une légère quantité de poudre. Les coussins pourront durer ainsi en bon état pendant assez longtemps. Il est aussi très recommandé de desserrer ces derniers quand la machine ne fonctionne plus, de manière à éviter leur contact avec le plateau de verre.

Enfin, avant de commencer à se servir de l'appareil, il est de toute nécessité de bien essuyer les conducteurs et les isoloirs en verre pour bien déssécher toutes ces parties; il faut également, dans le même but, laver le plateau à l'alcool absolu.

Il est indispensable de recouvrir la machine d'une étoffe de laine pendant tout le temps qu'elle ne servira pas.

Telles sont les indications à remplir pour qu'une machine statique réponde à ce qu'on en attend, et répétons-le, nous ne croyons pas en les notant nous arrêter à des minuties, mais bien à des moyens scrupuleusement nécessaires. Quand on aura satisfait à toutes les exigences dont nous venons de parler, on n'aura pas encore évité toutes les causes de déperdition; on aura, sans doute, une machine fonctionnant bien, mais il faut encore que le malade ne perde pas le fluide que la machine va lui communiquer; cela nous amène à parler du tube de communication et de l'isoloir qui doivent remplir tous deux certaines conditions particulières de construction.

Tube de communication (planche VI, figure 1)

Cet accessoire de la machine a une grande importance.

Autrefois on faisait communiquer le malade à la machine par une chaîne; or, ce procédé nous paraît mauvais, car il est bien difficile d'éviter dans la longueur de cette succession d'anneaux de nombreuses aspérités qui sont autant de sources de déperdition du fluide dans son trajet de la machine au malade. D'autres praticiens ont employé des fils de métal contournés en spirale; ce moyen de communication est encore défectueux, car la distance est rendu trop étendue et c'est augmenter les chances de perte; on doit, selon nous, se servir (et telle a toujours été notre méthode) d'un tube de cuivre d'une longueur de un mètre environ et d'un centimètre de diamètre. Cette longueur ne saurait être moindre. On comprendra, en effet, que si le malade était trop près de la machine, il décomposerait en partie par influence le fluide déposé à sa surface. Ce tube porte à une de ses extrémités un crochet terminé par une boule de cuivre

ou mieux de verre, que l'on adapte à la machine; à
l'autre bout, il est muni d'un anneau que le malade tient
à la main.

La surface de cette tige doit être soigneusement vernie
à la gomme laque. M. Arthuis recommande de l'entourer d'un manchon de verre ; nous pensons, comme lui,
que cette précaution est utile, néanmoins nous ne la
croyons pas indispensable.

Ajoutons, sans entrer dans des détails inutiles, qu'il
sera bon que le malade soit porteur d'habits serrés en
laine, de préférence, et sans aucune garniture.

Isoloir (planche VI, figure 2)

Le malade est assis sur un tabouret qu'on devra s'étudier à faire sans angles. Toutes les parties devront en
être arrondies et on devra le recouvrir d'une couche de
vernis très épaisse ; ce tabouret est placé sur un isoloir.
C'est le plus souvent une forte planche de bois à coins
arrondis et posée sur 4 pieds de verre. Tel est, en effet,
celui dont nous nous sommes servi dans nos expériences.

Dans une visite que nous fîmes au Dr Arthuis, nous
avons remarqué qu'il avait abandonné l'ancien isoloir
pour le remplacer par un tout en verre. On comprend
que quelques soins qu'on apporte à la construction de
la planche dont nous parlons plus haut, il est matériel-
lement impossible d'éviter quelques arêtes et quelques
angles qui deviennent autant de sources de déper-

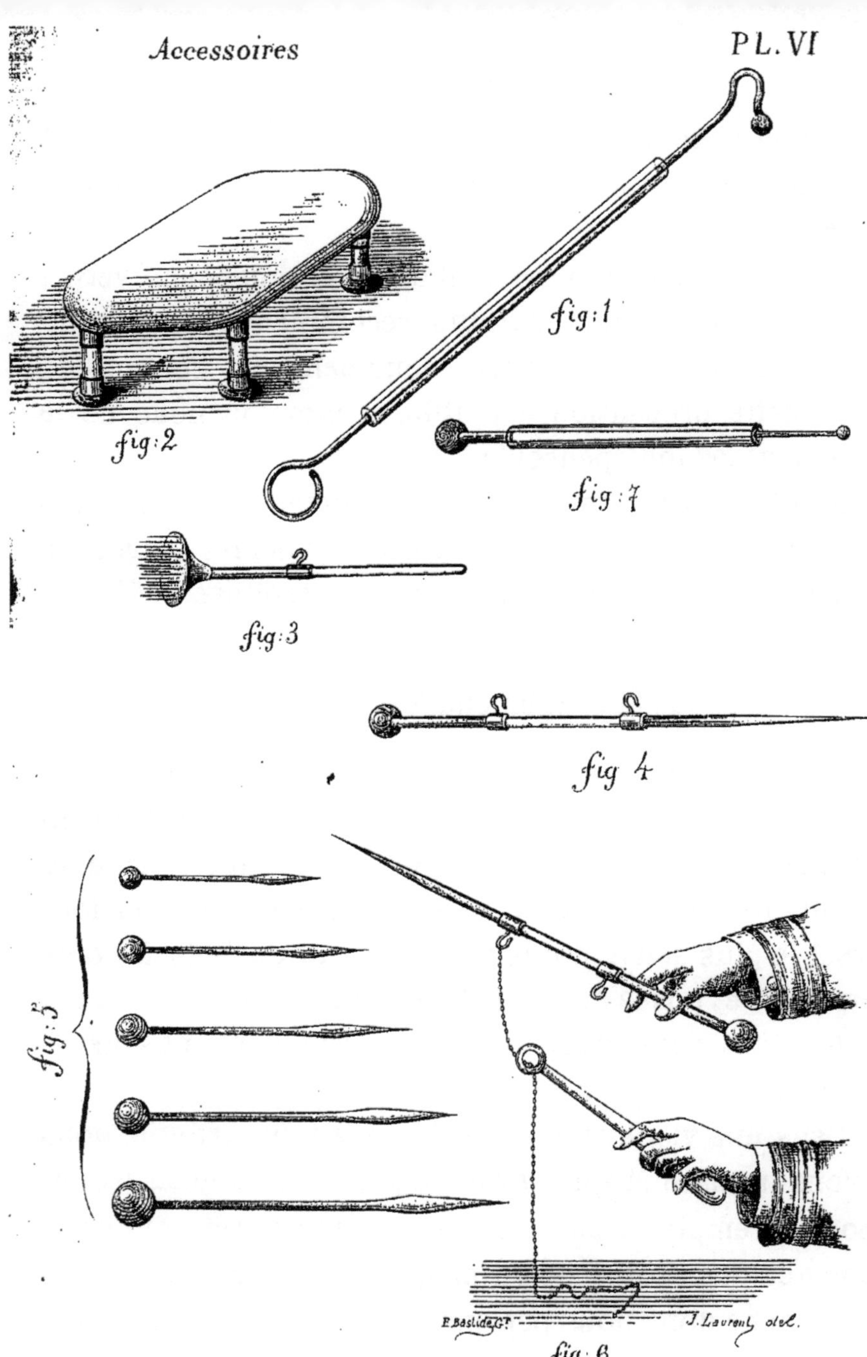
fig:1
fig:2
fig:3
fig:4
fig:5
fig:6
fig:7
E. Bastide G.t
J. Laurent, del.

dition, comme nous l'avons nous-mêmes maintes fois constaté.

Aussi sommes-nous décidé, dans nos expériences prochaines, à adopter l'isoloir du Dr Arthuis qui est évidemment ce qu'il y a de plus parfait ; nous ferons néanmoins une remarque : nous croyons que l'isoloir en bois, tout à fait défectueux quand on se sert d'une machine statique pure, peut néanmoins suffir si on emploie la machine Carré qui, ainsi que nous l'avons dit, est plus forte que la précédente.

—

TROISIÈME PARTIE

DES DIFFÉRENTES MANIÈRES D'APPLIQUER L'ÉLECTRICITÉ STATIQUE

—

On applique l'électricité au malade de différentes façons qui toutes ont leur importance d'abord, et qui jouissent ensuite de propriétés curatives très différentes. Nous étudierons successivement le bain fluidique, le soufle, les courants ou aigrettes, les étincelles, les frictions et, enfin, nous dirons deux mots du procédé inverse de Cavallo.

BAIN FLUIDIQUE

Le malade étant assis sur le tabouret placé sur l'isoloir et tenant à la main la tige de communication, on fait tourner la roue de la machine. Aussitôt, il se sent innondé d'un fluide qui l'entoure de toutes parts. Les cheveux se dressent sur sa tête, et la sensation qu'il éprouve, loin d'être pénible, est plutôt agréable. Le Dr Tripier la compare très exactement à celle que ferait éprouver une toile d'araignée qui envelopperait les téguments. Le patient est comme plongé dans un milieu particulier, d'où le nom de bain, donné à ce procédé d'administration ; l'expression fluidique dont nous faisons suivre le mot bain est pour bien faire comprendre qu'il n'y pas là de bain liquide, et qu'il n'existe aucun rapport avec cette opération et le bain électrique qu'on a employé pendant quelque temps en électrothérapie dynamique.

Les premiers médecins qui ont parlé du bain fluidique paraissent avoir attaché une grande importance à chercher quelle différence il pouvait y avoir dans sa vertu thérapeutique, selon qu'il était positif ou négatif. On sait, en effet, par ce que nous avons dit plus haut, qu'on peut administrer au malade le fluide négatif ou positif, suivant la machine dont on fait usage d'abord, et même avec la même machine. Pour nous, nous avouons très franchement que nous ne nous sommes pas occupé de cette question et que rien ne nous fait penser qu'il puisse y avoir une différence appréciable.

Nous nous sommes toujours servi du bain négatif que donne la machine Carré ; d'autres praticiens se servent du fluide positif fourni par les machines ordinaires, et nous ne voyons nulle part que dans les résultats obtenus nous ayons différé en quoi que ce soit. Cela nous conduit à admettre que le signe de bain n'a aucune im-

portance au thérapeutique. Mais d'abord le bain fluidique, a-t-il lui-même une vertu curative? Voilà certes une
question qui ne nous paraît pas tranchée. Elle mérite de
nous arrêter un instant. Quelques médecins ont pré-
tendu que le bain augmentait la vitesse circulatoire, aidait
à la respiration et provoquait des sueurs. Van Marum
dit que ces phénomènes doivent être regardés comme de
simples coïncidences. Mauduyt s'exprime ainsi « le bain
électrique constitue le moyen le plus doux ; il sert à son-
der, pour ainsi dire, le tempérament des malades, à faire
éviter tout accident et à faire prévoir les effets qui résul-
teront du traitement électrique. » Notre confrère Arthuis,
tout en reproduisant cette phrase ajoute, dans une pu-
blication récente (1) : « Compter sur la vertu curative du
bain électrique, c'est s'exposer à coup sûr à voir les forces du malade s'épuiser en vaines tentatives, et le zèle
du médecin en efforts impuissants. » Dans une leçon
faite à la Salpétrière, M. le professeur Charcot dit qu'à
l'aide du simple bain électrique administré pendant 20
minutes, 3 hystériques ont recouvré la faculté de distin-
guer nettement les couleurs, et ont retrouvé la percep-
tion tactile normale. A qui maintenant s'en rapporter?
Nous voudrions bien être de l'avis de tout le monde,
mais franchement cela ne nous est pas possible, et, il
nous faut le dire, malgré toute l'autorité que nous recon-
naissons au Dr Arthuis, notre excellent professeur, nous

---

(1) Dr Arthuis, *l'Électricité statique et l'hystérie.* Mémoire précédé
d'une lettre à M. le professeur Charcot.

lui dirons que sa façon de voir nous paraît par trop absolue, et que refuser complètement, et dans tous les cas,
toute vertu curative au bain électrique, nous paraît une
opinion un peu exagérée.

A priori, il ne nous semble pas possible qu'un procédé
ayant les propriétés que lui accorde Mauduyt, dans la ci-
tation ci-dessus, propriétés qu'admet M. Arthuis, que ce
procédé disons-nous, doive être complètement sans action. Il doit produire quelque chose dans l'organisme, puisqu'on admet qu'il fera prévoir les effets qui ré-
sulteront du traitement électrique. Il nous paraît y avoir
là un semblant de contradiction. Pour nous, nous croyons
que le bain électrique a des propriétés calmantes, légères, il est vrai, mais manifestes surtout dans les névroses. Les effets produits, bien que nous ayant semblé
d'ailleurs très différents, nous permettent d'affirmer que
ce procédé a amené quelquefois la fatigue chez quelques-
uns de nos malades. Enfin, on pourra voir, dans une
observation publiée à la fin de notre travail, un cas d'é-
pilepsie, dans lequel l'électricité statique avait produit
de très bons effets; eh bien, les crises s'éloignaient et
disparaissaient quand nous n'avions encore employé
exclusivement que le bain électrique.

En résumé le bain électrique n'est pas plus que tout
autre procédé opératoire un moyen illusoire et auquel il
faut refuser toute vertu. Sans doute, comme à l'instant
nous le faisions remarquer, ce mode d'administration de
l'électricité est extrêmement doux et peut, par conséquent,
chez certains malades, ne pas produire le moindre effet,

mais il ne ressort pas de ce fait qu'il ne peut en produire dans aucun cas ; nous croyons donc qu'il faut toujours l'employer et que dans certains cas particuliers, il pourra être assez fort pour produire des résultats, si non absolument curatifs, tout au moins calmants et par conséquent très précieux. L'énergie de son action comme de celle de tout autre procédé opératoire sera, disons-le, en raison directe de l'excitabilité de l'organisme du sujet, et par conséquent chez les natures très sensibles l'agent électrique produira des effets notables, tandis que dans le cas contraire il restera inefficace. Nons croyons donc pouvoir dire que le bain électrique peut améliorer certains états pathologiques, et que par conséquent il a une vertu curative.

D'après ce que nous avons dit, dans la deuxième partie de ce mémoire, il est facile de comprendre que le malade étant électrisé par bain, l'est au même titre que le conducteur de la machine électrique. Il fait donc partie inhérente de l'appareil et en constitue, pour ainsi dire, un des organes. Si nous approchons du sujet différents instruments, nous agirons absolument comme si nous les soumettions à l'influence de la machine. C'est un point qu'il nous paraît utile de bien noter de façon à faire comprendre ce qui va suivre ; en effet, pour la théorie les phénomènes se passent exactement de la même manière que s'ils étaient produits par le conducteur. Ces réflexions nous amènent à donner encore ici quelques indications techniques indispensables.

Si d'un corps électrisé on approche un corps neutre

quelconque, le phénomène qui se produit est des plus simples : le corps électrisé attire à lui l'électricité de nom contraire à celle dont il est chargé, électricité qu'il emprunte au corps neutre en lui laissant le fluide du même nom que le sien, et dans cette opération, le corps électrisé repasse lui-même à l'état neutre.

Dans la pratique, par conséquent, le malade électrisé positivement, par exemple, emprunte à l'instrument qu'on approche de lui le fluide négatif qu'il tenait en combinaison, puisqu'il était neutre, et le laisse chargé d'électricité positive, qui se rend dans le sol, soit par le corps du médecin, soit par une chaîne, comme nous le verrons plus loin. La machine, alors, qui continue son action, recharge de nouveau le malade de fluide positif, qui est annulé comme précédemment, et on a une série de recompositions qui constitue l'électrisation proprement dite du malade. On comprend alors que le malade doive ressentir des impressions qui seront, au point de vue de leur force, en raison directe de la quantité d'électricité dont il sera chargé.

Ces impressions, d'ailleurs, seront très différentes, selon qu'on approchera du malade plusieurs pointes, une seule pointe ou une sphère. Ces diverses formes d'instruments répondant tous au nom d'excitateurs, constituent dans leur ensemble, avec le bain fluidique, une série de procédés opératoires dont nous allons parler, en indiquant pour chacun et son mode d'administration, et son mode d'action thérapeutique.

ÉLECTRISATION PAR SOUFFLE

On obtient le souffle électrique en approchant du malade, préalablement électrisé par bain, l'instrument représenté (planche VI, fig. 3). Il se compose d'une plaque de métal sur laquelle sont implantées des pointes également métalliques, en nombre variable; cette plaque est supportée par une tige munie d'un crochet et fixée à un manche de verre.

Les pointes de l'instrument laissent facilement échapper le fluide nécessaire à la neutralisation de celui dont le malade est chargé; celui-ci éprouve la sensation d'un courant d'air très doux, ce qui explique le nom de *vent électrique* que quelques praticiens ont donné à ce procédé opératoire. Le souffle électrique est essentiellement calmant; par conséquent, il procure un soulagement constant dans toutes les maladies où s'observe le phénomène *douleur*. Il est donc indiqué dans les névroses, où il modifiera l'état d'excitation, et dans les névralgies, où cet état se révèle par l'hyperesthésie.

Pour faire usage de ce procédé, le médecin peut employer deux moyens. Comme nous aurions à répéter ce que nous allons dire pour tous les procédés opératoires, nous allons le noter une fois pour toutes.

Les moyens dont nous parlons sont les suivants: ou bien le médecin servira de conducteur pour la transmission dans le sol du fluide du même nom que celui du malade, et pour cela, il tiendra à la main la tige métallique faisant suite à la plaque de l'instrument; ou bien le médecin, ne voulant pas être conducteur, s'isolera. Il opèrera alors de la façon suivante (voyez planche VI, fig. 6) : tenant de la main gauche une tige de verre terminée en anneau, daus lequel passe une chaîne reposant d'un bout sur le sol et fixée, de l'autre, au crochet qu'on voit sur l'instrument, le médecin tiendra ce dernier par le manche en verre; dans ce cas, le médecin n'éprouvera plus aucune des sensations ressenties par son malade, tandis que dans le cas précédent, il participe aux impressions et aux chocs.

Y a-t-il, au point de vue thérapeutique, un avantage à se servir de l'un ou de l'autre de ces procédés ? Marat (1) a écrit que lorsque le médecin n'était pas isolé, l'effet produit sur le malade était plus énergique; cela est vrai. Mais il ne faut pas croire que ce phénomène soit physiologique; il est purement physique et tient à l'imperfection de la chaîne qui sert de conducteur; en effet, le fluide électrique traverse avec une très grande rapidité le corps humain, qui fait l'office d'un conducteur parfait, et, dans ces conditions, le phénomène d'électrisation se produit dans toute sa puissance. La chaîne, au contraire, si bien qu'on la construise, offrira toujours des solutions de continuité; le phénomène électrique se produira donc d'une façon moins vive.

Tirons maintenant de ce que nous venons de dire des conséquences pratiques : chaque fois qu'on aura besoin

---

(1) **Marat,** *Mémoire sur l'électricité médicale,* 1783.

d'effets un peu violents, ou que la machine, malgré les précautions prises, sera chargée d'une façon médiocre, on aura avantage à ne pas s'isoler; si, au contraire, on veut obtenir des effets très doux, ou si la tension de la machine est très grande, on emploiera l'isolement par la chaîne. Ce que nous disons ici, nous tenons à l'affirmer, malgré le dire de certains praticiens.

Nous avons, en effet, usé de chaînes aussi parfaites que possible, et nous avons toujours remarqué que, si grande que soit leur conductibilité, les effets obtenus étaient toujours plus faibles que lorsque nous opérions sans nous isoler.

Nous ne pouvons terminer ce paragraphe sans mentionner un passage du Dr Arthuis, dans son livre déjà cité :

« Si, dans certains cas, il est nécessaire de donner un souffle très doux, dans d'autres, nous l'avons reconnu, il est préférable d'administrer un souffle énergique, qui est ordinairement plus calmant.

» Pour cela, nous avons imaginé un excitateur semblable au précédent, mais avec des pointes moins nombreuses, beaucoup plus grosses, et arrondies aux extrémités. En un mot, nous avons donné à ces pointes la forme des doigts. » Nous regrettons que M. Arthuis se soit borné à ces quelques indications ; il nous eût paru, en effet, utile de représenter l'instrument et d'être plus explicite sur son mode d'action.

N'ayant jamais employé l'appareil de notre honoré

confrère, nous ne pouvons donner notre avis; nous avons néanmoins considéré comme de notre devoir de l'indiquer, vu la compétence de ce praticien.

ÉLECTRISATION PAR COURANTS OU AIGRETTES

Ce procédé opératoire consiste à approcher du malade électrisé un des instruments représentés planche VI, fig. 4 et fig. 5. Il est facile de voir, sur le dessin, que tous ces instruments, quelle que soit leur forme, sont terminés, à une de leurs extrémités, par une boule, et à l'autre, par une pointe; c'est la pointe qu'on emploie pour administrer le courant. Si on promène cette dernière à une certaine distance du malade, il éprouve la sensation d'un vent assez fort. Cette violence de l'effet produit marque la différence entre le *courant* et le *souffle*. Quelle que soit, en effet, la forme de l'instrument dont on fera usage dans l'administration du souffle, la pointe unique des excitateurs dont nous parlons produira toujours une sensation plus forte. Il semblerait plus naturel, cependant, de penser que, plus il y a de pointes, plus la recomposition doit être vive; cette idée est complètement fausse, car, dans l'appareil du souffle, l'effet produit est répandu sur une grande surface et sa force se décompose proportionnellement à cette surface même.

Nous avons fait représenter (figure 4) un excitateur isolé; d'après ce que nous avons dit plus haut, il est facile de comprendre qu'en adaptant une chaîne au crochet fixé sur le côté de la pointe, le médecin pourra rester isolé;

s'il veut devenir conducteur, il emploiera les excitateurs représentés figure 5.

Si on examine la pointe de l'instrument pendant l'opération et dans l'obscurité, on verra une aigrette lumineuse allant de la pointe au malade, d'où le nom d'*aigrette* donné au procédé dont nous parlons. La sensation qu'il fait éprouver lui a fait donner le nom de *courant.*

Nous dirons que la vertu thérapeutique de ce procédé opératoire est essentiellement en rapport avec son effet physique ; c'est un souffle violent ; par conséquent, il a toutes les propriétés du souffle, mais à un degré plus énergique.

ÉLECTRISATION PAR FRICTIONS ET PAR ÉTINCELLES

Pour administrer ce traitement, on fait usage de l'extrémité terminée en sphère dans les excitateurs. Ces boules sont de différentes grosseurs et peuvent varier du diamètre du poing à celui d'un pois. Plus la boule sera grosse, plus, on le comprend, l'effet sera violent ; ceci est une conséquence de la première loi que nous avons posée plus haut (1). Pour administrer la friction, on promène sur le malade, en le touchant, mais sans appuyer, la boule de l'excitateur. La sensation éprouvée est celle d'un picotement incessant et, disons-le, assez pénible. Nous conseillons de ne pas appuyer ; néanmoins, il faut un certain degré de pression, mais si elle était trop forte, on comprend que, par le contact, l'excitateur

(1) Voyez page 27.

viendrait à faire partie intégrante du malade, et que l'électricité s'écoulant naturellement dans le sol, elle ne produirait plus qu'un effet de passage à travers le sujet, effet absolument insignifiant.

Cette sensation de picotement est produite par l'intermédiaire du vêtement placé entre le corps du malade et la boule de l'excitateur; si, en effet, nous touchons, si légèrement que ce soit, la main nue du malade, nous n'avons plus aucune électrisation : l'effet du passage dont nous parlions se produit. Ceci nous conduit à dire que si l'on veut électriser la face, par exemple, par le moyen des frictions, on n'a qu'à entourer la boule de l'excitateur d'une étoffe de laine, et à la promener sur la peau; l'étoffe de laine remplace, dans ce cas, le vêtement.

C'est à Mazars de Cazelles qu'on doit ce procédé par frictions (1).

Au point de vue des effets thérapeutiques, les frictions marquent l'intermédiaire entre les aigrettes et le procédé par étincelles.

Pour employer les étincelles, on approche du malade, à une certaine distance, la boule nue de l'excitateur. Ce que nous avons dit pour les frictions est vrai pour les étincelles, c'est-à-dire, que plus la boule qu'on emploiera sera grosse, plus la décharge sera violente. C'est le procédé le plus énergique qu'on puisse employer en thérapeutique; aussi est-elle indiquée dans toutes les paralysies, l'atrophie musculaire et, en géné-

---

(1) Mazars de Cazelles, loc. cit.

ral, chaque fois qu'on aura besoin d'une forte excitation.
La sensation ressentie par le malade est comparable à
celle d'une piqûre, forte mais sans durée. Il éprouve en
même temps, si on répète les étincelles sur un même endroit pendant un certain temps, l'impression de chaleur
et de brûlure, la peau rougit mais pour peu de temps et
dans aucun cas cette révulsion ne peut avoir d'importance. Aussi, ne croyons-nous pas que les résultats que
l'on obtient par l'étincelle électrique puissent être attri-
bués à une dérivation produite par la rubéfaction. On pourrait croire, en effet, que la rougeur produite sur la peau
peut amener un soulagement par la congestion momen-
tanée du tissu ; aussi avons-nous entendu dire souvent
que l'action de l'étincelle pouvait être comparable à l'action d'une mouche de Milan, ou d'un vésicatoire ; or, il
n'en n'est rien. D'abord parce qu'en électrothérapie,
nous l'avons dit, le souffle à lui seul calmait souvent les
douleurs les plus atroces ; or, ce procédé ne produit pas
de rubéfaction. Ensuite, parce que nous voyons tous les
jours, les révulsifs les plus puissants, échouer dans le
soulagement des douleurs dont nous parlons.

Comment donc agissent tous ces procédés d'électricité?
Nous croyons qu'il serait téméraire de se rapporter à l'état
actuel de la science, pour donner une théorie vraie et inattaquable. Constatons les résulats obtenus, multiplions les
expériences, et il est certain qu'on arrivera à donner la raison de phénomènes, dont la constance peut permettre d'affirmer qu'ils sont régis par une loi scientifique, à la connaissance de laquelle les études futures nous amèneront.

Pour terminer l'exposé des procédés opératoires, il nous reste à parler d'un mode d'administration, appelé *procédé inverse*, et, enfin, du moyen dont on fait usage pour électriser les oreilles.

Le *procédé inverse* est le suivant : le médecin prend la place du malade, c'est-à-dire qu'il se soumet lui-même au bain fluidique. Le malade couché ou assis, placé à une certaine distance, reçoit les impressions des divers instruments que le médecin approche de lui; il pourra donc être électrisé par souffle courant ou étincelles.

Ce moyen a-t-il une valeur thérapeuthique et dans quel cas doit on l'employer ? Telles sont les deux questions qui nous intéressent.

Bien que préconisé par Cavallo, médecin anglais, nous croyons que l'effet thérapeutique de ce procédé doit être très faible et que pour obtenir un résultat on devra avoir recours d'emblée, aux moyens les plus violents, c'est-à-dire aux étincelles. Notre façon de voir nous paraît très facile à faire accepter.

On a vu, en effet, plus haut, combien la vertu thérapeutique du bain électrique était discutée. Cette vertu nous l'avons affirmée, mais nous l'avons admise comme très faible; or, le malade électrisé par bain, contient le fluide électrique à l'état de tension, puisqu'il est isolé. Le corps du malade, électrisé par procédé inverse, n'est que traversé par le fluide électrique; eh bien, si quelques auteurs, dont l'opinion est considérable, refusent toute vertu thérapeutique au bain électrique, nous sommes bien autorisés à dire qu'en employant le procédé inverse, pour obtenir un résultat très mince, il nous faudra employer les moyens les plus forts.

On emploie ce procédé dans le cas où une hémiplégie complète empêche le malade de se tenir sur le tabouret; on est souvent obligé d'y avoir recours pour les enfants surtout. En résumé, il faudra toujours, dans le procédé inverse, employer les étincelles et, pour obtenir de rapides résultats, l'abandonner aussitôt que les circonstances le permettront.

Nous n'avons plus maintenant qu'à parler de l'électrisation des oreilles :

Le malade électrisé tient à la main l'instrument représenté (planche VI, figure 7). Il se compose d'un tube de verre traversé dans sa longueur par une tige métallique. Cette tige est terminée à ses deux extrémités par deux boules. L'une d'elles devra être d'un très petit diamètre ; le malade, tenant à la main le tube de verre, introduit lui-même dans son oreille la petite extrémité de la tige, aussi profondément que possible. Le médecin, à l'aide d'un excitateur à boule, tire des étincelles de l'extrémité opposée. Ce procédé est douloureux, mais il produit dans les surdités, d'origine nerveuse, des effets curatifs surprenants.

QUATRIÈME PARTIE

OBSERVATIONS CLINIQUES

Les maladies justiciables du traitement électrique sont nombreuses. Il faut se bien garder de croire néanmoins qu'on puisse impunément appliquer ce traitement sans avoir préalablement fait du malade un examen approfondi. Nous tenons, en effet, à faire remarquer que si l'électricité statique paraît aujourd'hui devoir être classée parmi les médicaments empiriques, elle n'agit pas moins suivant des lois déterminées, ce qui doit, pour nous, la faire classer parmi des agents thérapeutiques sérieux, et dont le mode d'action sera plus tard, nous l'espérons, démontré scientifiquement. Présenter l'électricité comme une panacée, servant à guérir tous les maux, serait absurde : d'abord, parce qu'il n'existe pas de panacées en thérapeutique, et, ensuite, parce qu'existeraient elles, l'électricité n'en serait pas une.

Si nous nous exprimons ainsi, c'est pour bien faire comprendre que l'électricité statique ne donnera au médecin de favorables résultats qu'à la condition d'étudier sérieusement le malade qui lui sera soumis afin de poser un diagnostic certain. Nous aurons, du reste, l'occasion de revenir sur ce point à propos des maladies qui feront l'objet des observations qui vont suivre.

Nous n'avons pas eu, dans notre pratique, à traiter tous les cas qui peuvent être guéris ou améliorés par la médication électrique. Nous prendrons donc, dans les auteurs qui ont traité de la question, quelques observations des maladies que nous n'avons pas eu occasion de soigner. Nous joindrons aussi à la relation de nos études personnelles, la reproduction de quelques faits intéressants ; les publications du Dr Arthuis seront les sources où nous aurons à puiser le plus souvent.

ANÉMIE — CHLOROSE

Nous avons eu l'occasion de soigner plusieurs jeunes filles atteintes de chlorose. Comme nous ne pouvons re--produire les différentes observations de tous ces cas, ce qui amènerait d'inévitables et ennuyeuses redites, nous ne citerons que la suivante :

OBSERVATION I

Mlle L..., âgée de 18 ans, présente depuis quelques temps des symptômes généraux alarmants. La santé qui jusqu'à deux mois auparavant avait été excellente, devient de plus en plus chancelante.

Nous constatons chez elle un état chlorotique marqué : décoloration des muqueuses, état nerveux, pleurs, perte de l'appétit et des forces. Enfin, depuis deux mois disparition de l'écoulement menstruel qui jusque-là avait été des plus réguliers. Nous lui conseillons le traitement électrique, et elle le commence le 21 août 1876.

Pendant les dix premiers jours nous ne faisons usage que du bain, du souffle et du courant. Nous dirigeons nos instruments sur tout le corps, en insistant sur les centres nerveux. Chaque séance dure dix minutes.

Au bout de ce temps, une amélioralion manifeste nous permet d'espérer une guérison rapide. Nous continuons les électrisations régulièrement. Nous employons alors les frictions et les étincelles, concurremment avec les moyens précédents. Le 2 septembre les règles reparaissent. Après quelques jours de repos, nous reprenons les séances et nous avons la satisfaction de voir au bout d'un mois de traitement, notre malade complètement revenue à la santé. Les couleurs normales reparaissent, l'appétit est des meilleurs, l'état nerveux a disparu complètement. Nous avons eu l'occasion de revoir souvent Mlle L... ; elle se porte admirablement et la menstruation est des plus régulières.

Nous rapprochérons de cette observation un fait relaté par M. Arthuis (1).

OBSERVATION II

Mlle de X..., 18 ans, a toujours joui jusqu'à l'âge de 16 ans d'une très bonne santé. Elle était fraîche, avec assez d'embonpoint. En 1873, survint une chlorose des plus graves : décoloration de la peau et des muqueuses, gastralgie, inappétence complète, dégoût absolu pour les aliments, pour la viande surtout, maigreur extrême, faiblesse générale excessive, suppression des règles, troubles nerveux, etc., etc. Les amers, le quinquina, le fer sous toutes les formes furent administrés, sans le plus petit bénéfice. L'hydrothérapie méthodique, faite dans un établissement spécial, ne réussit pas davantage.

En dépit de ces diverses médications, la maladie avait fait des progrès effrayants, et Mlle de X... était arrivée à

____

(1) Dr Arthuis, *Traitement des maladies nerveuses et rhumatismales.*

un tel état de marasme que médecins et parents ne conservaient plus aucun espoir de la sauver.

Lorsqu'on nous l'amena, le 18 juin 1875, elle était d'une pâleur extrême, d'une maigreur excessive et telle que notre première idée fut qu'on nous amenait une poitrinaire n'ayant plus que quelques jours à vivre; (cette pensée avait déjà, du reste, été exprimée par plusieurs confrères).

Elle ne prenait presque plus rien et éprouvait d'horribles douleurs à l'estomac. La faiblesse était si grande que la pauvre jeune fille pouvait à peine se soutenir. Les règles étaient complètement supprimées depuis neuf mois.

Le système nerveux, dans l'état le plus déplorable, ne permettait plus à la malade, très bonne musicienne, d'entendre même le son du piano sans prendre une crise de nerfs.

Telle était la situation de Mlle de X... Nous ne nous rappelons pas d'avoir jamais soigné de malade plus gravement atteinte.

Traitement. — La jeune fille se refusant absolument à prendre quoi que ce fût, à cause des affreuses crampes d'estomac que déterminait l'ingestion du médicament même le plus calmant, nous la soumîmes exclusivement à l'action de l'électricité *statique*.

L'état d'affaiblissement dans lequel elle se trouvait ne nous permettait pas d'avoir recours à des procédés énergiques. Le *bain* et le *souffle* furent, pendant quelques jours, les seuls moyens mis en pratique. Plus tard, on y a ajouta des *frictions* et des *étincelles,* dont on augmenta, chaque jour, et le nombre et la force.

A peine un mois s'était-il écoulé, qu'une amélioration frappante s'était manifestée. La malade commençait à reprendre son teint rose et engraissait visiblement.

L'appétit était revenu presque aussi vif qu'autrefois.

La digestion s'accomplissait normalement; l'estomac avait cessé d'être douloureux.

Les forces s'accroissant rapidement, la malade fit bientôt sans peine des promenades de trois heures, se plaisant à lasser son institutrice ou ceux de sa famille qui l'accompagnaient.

L'irritabilité nerveuse, très vive jusque-là, avait en partie disparu. Mais elle ne pouvait cependant encore supporter la musique.

Pour tout dire, Mlle de X... n'était plus reconnaissable et faisait prononcer le mot de résurrection à tous ceux qui l'avaient vue si atteinte.

Le traitement, suivi avec la plus scrupuleuse exactitude, acheva la guérison.

Les règles reparurent et, au bout de quelques mois, Mlle de X... retrouva sa fraîcheur, son embonpoint, en un mot, sa belle santé d'autrefois.

Il y a deux ans qu'elle est guérie et qu'elle continue à jouir d'une santé excellente.

Nous ne croyons pas utile d'insister sur la nécessité de bien établir la cause de l'état anémique. Il nous paraît, en effet, suffisant de faire remarquer que si cet état est produit par une cause morbide devant nécessairement entraîner un état cachectique comme le cancer, par exemple, la médication électrique ne saurait apporter d'amélioration, et qu'en tous cas, si elle venait à se produire, elle ne pourrait être que passagère et de courte durée. L'électricité statique est le tonique par excellence, nous l'affirmons de la façon la plus absolue, et de nombreux faits, semblables aux précédents, nous ont prouvé maintes fois la vérité de notre assertion.

MIGRAINE

Nous n'avons jamais eu à traiter de malades pour la migraine. C'est une maladie sans gravité, mais qui est assez pénible pour empoisonner l'existence des malades qui en sont atteints. Il nous a donc paru utile de reproduire ici une très intéressante guérison obtenue par le Dr Arthuis, et publiée le 4 octobre 1877 dans le journal : l'*Union médicale*.

OBSERVATION III

Migraine héréditaire et constitutionnelle datant de plus de trente ans, compliquée depuis deux ans de gastralgie rebelle; traitement par l'électricité statique; guérison.

M. X..., né d'un père goutteux et d'une mère gastralgique, a souffert pendant l'enfance d'une grande irritabilité gastro-intestinale. Toutefois, grâce à un régime soutenu et à une bonne hygiène, il a acquis une santé robuste et une constitution bien équilibrée.

Mais, dès ses plus jeunes années, il a été affecté de *migraines* qui ont fait le tourment de sa vie.

Les accès extrèmement douloureux, presque toujours liés à un trouble digestif, accompagnés de vomissements alimentaires ou bilieux, duraient de douze heures à deux jours. Ils se répétaient presque chaque semaine sous des influences très diverses; modification du régime, changement d'heures des repas, refroidissements, émotions morales, etc., etc. Néanmoins, le repos de l'esprit, l'habitation à la campagne, les voyages, le séjour au bord de la mer, atténuaient constamment les accès et les éloignaient pendant quelques semaines.

Telle fut la situation de M. X... jusqu'à l'âge de 45 ans. Attaché à une importante affaire financière, qui exige un travail assidu et entraîne une grande responsabilité, il a dû déployer beaucoup d'énergie pour lutter contre ses crises névralgiques toutes les fois qu'il n'a pas pu se soustraire à ses occupations. Heureusement, les grands exercices, l'escrime, la chasse, l'équitation, qui occupaient ses loisirs, ont développé sa vigueur musculaire et neutralisé la prédominance névropathique.

En 1867, aux souffrances habituelles, s'étaient joints un rhumatisme vague, de fréquentes éruptions furonculeuses et une pharyngite granuleuse opiniâtre. Je conseillai alors les eaux d'Aix-les-Bains. Ce traitement, auquel on revint à deux reprises (en 1874 et 1875), exerça

à la fois une influence favorable sur les affections secondaires, mais la migraine habituelle n'en fut nullement modifiée ; elle se compliqua même, dans les deux
dernières années, d'une gastralgie acide, rebelle à tous
les calmants, qui exigeait l'usage continu des eaux ga-
zeuses alcalines et du charbon, en même temps qu'un
régime exclusivement animalisé.

C'est en octobre 1875, trois mois après la dernière saison d'Aix-les-Bains, que le Dr Arthuis fut consulté.
Après avoir atténué les symptômes gastralgiques par
l'usage du vin de pepsine, il proposa, pour traitement
général, l'emploi de l'électricité statique, qui est, depuis
plus de huit ans, l'objet spécial de ses études.

M. X... se soumit à vingt-cinq séances quotidiennes
d'électrisation (de dix minutes), puis, pendant trois semaines, les séances n'eurent lieu qu'à deux jours et
enfin à trois jours d'intervalle.

Le nombre total des électrisations fut de quarante.

Après la quinzième séance, une migraine des plus violentes se manifesta, mais ce fut la dernière.

En même temps que l'hémicranie, les symptômes gas-
triques cessèrent progressivement et tous les aliments
furent, dès lors, également supportés.

Quelquefois encore, à des longs intervalles, il se manifeste un point douloureux limité à une surface étroite
du crâne, mais la souffrance, très passagère, est rapidement modérée par des topiques calmants et ne s'accom-
pagne d'aucuns troubles des fonctions digestives.

J'ajouterai, pour mémoire, que la goutte, héréditaire

dans la famille, qui ne s'était montrée chez M. X... qu'une fois en 1871, au point d'élection, a fait une seconde apparition au printemps dernier, avec une intensité moyenne, et sans s'étendre au delà des articulations du pied.

Il y a presque deux ans que le traitement électrique a été mis en usage et son bénéfice demeure entier, bien que M. X... ait été soumis, depuis cette époque, à un surcroît de travail et que les émotions morales ne lui aient pas été épargnées.

NÉVRALGIES

S'il est une maladie justiciable du traitement électrique, nulle ne l'est à un plus haut degré que la névralgie. Sans nous arrêter à analyser les différentes opinions qui ont été émises sur la nature de la névralgie, disons toutefois qu'elle est essentiellement caractérisée par le symptôme *douleur*. La seule chose qu'il nous importe de savoir, c'est la cause de la névralgie.

L'état douloureux d'un nerf peut reconnaître des causes nombreuses. Elle peut être, en effet, causée par une névrite, une névrose ou une compression. Déterminer exactement la pathogénie de l'état douloureux, tel est le point le plus important qui doit préoccuper le médecin, lorsqu'il voudra soigner une névralgie par l'électricité statique.

On comprend parfaitement qu'on pourra obtenir d'excellents résultats dans le traitement d'une névralgie de nature nerveuse ou inflammatoire, tandis que tous les moyens échoueront dans le cas où on aura affaire à une douleur produite par la compression due à une tumeur ou par le développement d'un névrome.

Il est facile de saisir que dans ces derniers cas on devra faire cesser la cause de la maladie dont la douleur nerveuse n'est qu'un symptôme. L'électricité pourra alors agir pour redonner aux nerfs, soumis à la compression, la régularité de leurs fonctions, régularité qu'ils avaient perdue.

Les nombreux résultats donnés par l'emploi du fluide électrique nous font penser qu'il agit aussi bien dans les névralgies d'origine inflammatoire que dans celles appelées : *sine materia.*

Nous n'avons, en effet, pas observé d'insuccès chaque fois que nous avons eu à traiter ces sortes de maladies.

Nous disions plus haut, à propos de l'anémie, que l'électricité était le tonique par excellence. Nous avons ici l'occasion de prouver notre assertion.

Il n'est pas douteux, en effet, que la chlorose se complique souvent de névralgies atroces et diverses, que l'on explique en disant que l'hypoglobulie, ayant pour conséquence d'apporter un trouble dans la nutrition générale, ce désordre s'étend aux éléments nerveux.

Or, il est manifeste que l'électricité fait cesser l'état chlorotique, ainsi que les phénomènes névralgiques. Donc, elle agit en rendant au sang ses propriétés nutritives, propriétés dont la perte avait eu pour conséquence l'apparition des phénomènes névralgiques. Non seule-

ment nous pensons que l'électricité statique doit toujours être employée, sans qu'il soit besoin d'avoir épuisé, comme cela arrive trop souvent, les innombrables et infidèles médicaments dirigés contre cette maladie ; mais encore c'est à elle que nous pensons que l'on doit avoir recours avant toute tentative thérapeutique. Quelques médecins, en effet, ayant peur de l'électricité, veulent qu'on n'ait recours à son action que dans le cas où tous les autres moyens auraient échoué. Nous sommes heureux de voir le Dr Tripier partager notre manière de voir. Il s'exprime, en effet, ainsi dans un livre dont nous avons parlé plus haut : « Nous nous rangerions volon-
» tiers à l'avis des auteurs qui conseillent de ne recourir
» à l'électrisation qu'après avoir épuisé les autres moyens,
» si ces autres moyens étaient plus rationnels, plus sim-
» ples, plus innocents. Dans la persuasion qu'il n'en est
» pas ainsi, nous regardons l'électrisation comme la pre-
» mière ressource à tenter dans le traitement des né-
» vralgies non périodiques et non liées à une affection
» organique reconnaissable. » Nous croyons pouvoir affirmer, de la façon la plus absolue, que sauf des cas d'une rareté extrême, après avoir employé cette manière de procéder, les autres moyens deviendront inutiles. En effet, la maladie n'existera plus.

OBSERVATION IV

Névralgie faciale — Surdité

Mlle B..... est habituellement d'une bonne santé et

n'a jamais eu de maladies sérieuses. Sa seule préoccupation qui est devenue un véritable supplice est une névralgie faciale qui la fait souffrir depuis dix ans à des intervalles très rapprochés. Cette demoiselle est d'un tempérament très nerveux et la moindre contrariété, la plus petite émotion, deviennent pour elle la cause immédiate d'une crise douloureuse. L'approche d'un orage produit chez elle le même effet et elle nous a raconté que souvent dans ces cas elle est obligée de prendre le lit, en proie à de violentes douleurs.

La névralgie porte principalement du côté droit et les points douloureux sont les points stylo-mastoïdien, temporal et sus-orbitraire. Les crises ont amené par leur fréquence une surdité presque complète du côté droit et l'oreille gauche est également un peu sourde.

Notre malade habitait Nancy avant la guerre et fut traité à cette époque pour cette névralgie par des moyens qui n'ont produit aucun effet. Le sulfate de quinine entre autres médicaments fut employé souvent sans résultat.

C'est dans ces conditions que le 15 août 1878, nous fûmes appelé auprès d'elle. Depuis deux jours, nous dit-elle, elle était en proie à une crise des plus violentes et ne pouvait avoir un moment de repos. Elle avait pris du sulfate de quinine qu'elle s'était procuré à l'aide d'une ancienne ordonnance de son médecin de Nancy et cela sans résultat. Ceci est un fait à noter; elle avait pris ce sulfate de quinine le premier et le second jour et on devrait penser qu'on aurait dû obtenir un effet satisfaisant vu l'apparence intermittente de l'accès. En effet, quoique la douleur fut constante, il y avait néanmoins une heure dans la journée où cette douleur s'exagérait. Cependant le troisième jour cette exaspération eut encore lieu à la même heure exactement. Le matin même de ce troisième jour une dose de quinine avait encore été prise. Je lui proposai alors notre électricité statique qu'elle accepta avec empressement et le jour même nous commençâmes le traitement.

15 avril. — Nous employâmes le *bain* pendant quelques minutes, puis le *courant* et les *aigrettes*, puis, enfin, quelques petites *étincelles* très fines, au niveau des points les plus douloureux.

Notre malade souffrait beaucoup en arrivant dans notre cabinet et elle partit ne ressentant plus aucune douleur.

Nous l'avertîmes alors qu'il était possible que dans la soirée les douleurs puissent se manifester de nouveau et qu'il ne fallait pas s'en tenir à une seule séance.

16 avril. — Les douleurs ont reparu dans la soirée, mais avec une intensité beaucoup moins forte. Nous ordonnons le même traitement que la veille; la douleur qui existait encore, quoique faible, au début de la séance, disparut totalement pendant l'application du courant ainsi que le jour précédent.

17 avril. — Pas de séance.

18 avril. — La névralgie n'a pas reparu depuis la dernière séance et notre malade nous dit qu'elle vient continuer seulement pour suivre notre conseil, mais qu'elle n'en éprouve pas le besoin. Pendant huit jours consécutifs le traitement électrique fut appliqué; les douleurs ne se manifestèrent pas une seule fois.

Au bout de ce temps, bien qu'aucune étincelle n'ait été dirigée dans l'oreille, notre malade nous dit d'elle-même qu'elle entendait beaucoup mieux; nons l'engageâmes à nous laisser diriger notre traitement directement de ce côté, ce qu'elle accepta. Malheureusement, nous avons le regret de le constater, le courage de notre patiente était soumis à une trop rude épreuve et elle trouva les étincelles dirigées dans le fond du conduit auditif trop douloureuses et cessa le traitement.

Nous le regrettâmes car nous avions bien des chances pour obtenir une guérison en présence des effets déjà obtenus. Nous avons eu l'occasion de revoir notre malade plusieurs fois depuis et la névralgie n'avait pas reparu.

Cependant au mois de mars suivant, c'est-à-dire onze mois après, une crise nouvelle se manifesta et sans attendre, la malade eut recours à notre traitement. La douleur était moins vive que dans les anciennes crises et la guérison fut complète en quelques séances.

Ainsi, cette malade depuis dix ans ne pouvait avoir huit jours de repos et au bout de peu de séances d'électricité statique, elle obtint onze mois de tranquillité.

Il est indubitable que si dès le début la malade avait bien voulu continuer plus longtemps son traitement, la guérison eût été définitive. Quoiqu'il en soit, l'électricité statique a produit, dans ce cas, l'effet qu'elle produit toujours.

OBSERVATION V

Névralgie faciale

Mme L....., âgée de 47 ans, souffre depuis longtemps d'une névralgie intense de la face. Cette névralgie est localisée à la région sus-orbitraire du côté gauche et revient par accès très rapprochés, pendant lesquels la douleur est des plus atroces.

Mme L..... a été déjà soignée par les moyens les plus variés pour cette affection, et quels que soient les procédés mis en usage, les crises duraient au moins un mois. Elle vint suivre notre traitement le 19 juin 1876. Au moment où Mme L..... entrait dans notre cabinet, elle souffrait énormément. Nous employons alors le souffle, le courant et quelques petites étincelles, et au bout de dix minutes, notre malade repartait chez elle sans éprouver la moindre douleur.

Pour la première fois depuis quinze jours la malade dormit toute la nuit.

Le matin les douleurs reparurent ; nous continuons le traitement. Le même effet que celui de la veille se produit, et pour affirmer la guérison nous continuons les électrisations.

Au bout de dix jours notre malade était complètement guérie.

Nous avons revu Mme L..... maintes fois depuis, et encore l'année dernière, la névralgie n'avait pas reparu pendant quatre ans. Nous sommes donc autorisé à considérer la guérison comme définitive.

OBSERVATION VI

Névralgie faciale

Mlle M....., 22 ans, nous fait demander le 29 juin 1878, étant en proie à une crise de névralgie faciale du côté droit. La crise est des plus violentes, et c'est la première atteinte qu'ait jamais éprouvée cette jeune fille. Nous l'électrisons dans la journée, après cinq minutes d'application du souffle et du courant, la douleur disparaît.

Malgré nos conseils Mlle M...... ne vient pas, les jours suivants, continuer le traitement commencé.

Nous avons revu notre malade un an et demi après, aucune névralgie n'avait reparu..

On peut tirer une conclusion pratique de la lecture des trois observations précédentes. La première malade souffre depuis dix ans. Le traitement n'ayant pas été suffisamment prolongé, il y a eu récidive.

Notre seconde malade souffre depuis trois ans, la guérison définitive est obtenue sans récidive par le même traitement appliqué à la première.

La troisième observation relate le cas d'une jeune fille

souffrant depuis quelques heures : cinq minutes suffisent pour la débarrasser.

Ces faits prouvent péremptoirement que chaque fois qu'on voudra obtenir par l'électricité statique, la guérison d'une névralgie, on ne devra pas se contenter de faire disparaître momentanément le symptôme *douleur*. Il faudra, au contraire, continuer le traitement pendant un certain temps ; ces faits prouvent encore que ce traitement devra être d'autant plus long, que la maladie sera de date plus ancienne.

OBSERVATION VII

Névralgie sciatique

Mme B......, 50 ans, n'a jamais éprouvé de névralgies.

Elle nous fait demander au mois de juin 1876. Elle nous dit que depuis un mois elle éprouve des douleurs extrêmement vives qui vont en augmentant, et qui se localisent dans le creux poplité et à la partie supérieure et externe de la cuisse droite.

Ses douleurs l'empêchaient de marcher depuis quinze jours au moins et ne lui laissaient aucun repos.

Sur notre conseil, elle se fait transporter chez nous, et nous la soumettons à deux électrisations, à trois heures d'intervalle. Dans la première séance, nous ne faisons usage que du souffle et du courant ; l'amélioration est légère mais manifeste. Trois heures après, nous joignons pendant quelques minutes au procédé ci-dessus quelques étincelles assez fortes.

Mme B.... qui ne pouvait plus depuis quinze jours se tenir sur ses jambes, après notre seconde électrisation, fait une course d'un quart d'heure à pied pour rentrer chez elle.

Le lendemain nous continuâmes le traitement. Au bout de quatre jours notre malade était complètement guérie.

Nous pourrions continuer ainsi pendant longtemps à relater des guérisons de névralgies de toutes sortes. C'est ainsi que nous pourrions noter la disparition presque immédiate de douleurs intercostales, mais à quoi bon ? Nous pensons que ces quelques cas suffisent amplement à faire apprécier la valeur thérapeutique du moyen que nous préconisons.

HYSTÉRIE

OBSERVATION VIII

Mme M....., 42 ans, est atteinte depuis longtemps d'affections nerveuses dont la multiplicité constitue un ensemble méritant absolument le nom d'hystérie.

Cette dame est d'une santé délicate et éprouve souvent des douleurs gastralgiques intenses. Il y a six ans une première crise se manifesta, les symptômes observés étaient les suivants : sensation de boule à la gorge, pleurs, coma, poses extatiques, visions, et à cet état que nous avons vu durer jusqu'à trois heures de suite, succédait un abattement considérable et souvent une crise nouvelle se manifestait.

Le bromure de potassium, le chloroforme, le chloral, furent employés sans résulats appréciables. Une constipation opiniâtre vint bientôt se joindre aux symptômes précédents. Les crises qui ne se manifestaient d'abord que tous les deux mois environ, se rapprochèrent de plus en plus, et se répétaient plusieurs fois par mois quand nous eûmes l'occasion de commencer le traitement par l'électricité statique. Ce traitement commença au mois de juin 1876. Pendant huit jours nous employâmes exclusivement le bain. Nous fîmes usage graduellement du souffle, du courant et, enfin, des étincelles dirigées particulièrement sur la nuque et sur la colonne vertébrale. Pendant le premier mois de traitement notre malade eut deux crises beaucoup moins fortes que les précédentes. Nous continuâmes l'électricité pendant six semaines encore, aucune crise ne se manifesta pendant ce temps. La santé générale s'améliora rapidement et nous eûmes la satisfaction de voir notre malade rester pendant un an sans avoir de crises ; à cette époque l'état nerveux se manifesta de nouveau et Mme M..... vint se soumettre d'elle-même à l'influence électrique sans attendre l'apparition de symptômes plus sérieux. Nous fîmes encore un traitement d'un mois. Nous avons vu notre malade il n'y a pas longtemps, sa santé était excellente, et depuis trois ans il n'y a pas eu de crises.

(1) Observation IX

Mme X....., 36 ans, constitution éminemment nerveuse, est atteinte depuis cinq ans d'une *névrose hystérique* caractérisée par les syptômes suivants :

1° Mme X..... ne peut *ni se tenir debout, ni marcher* sans être soutenue par sa femme de chambre. Quelquefois il lui est arrivé de chercher à faire, seule, quelques pas et elle est aussitôt tombée à terre ;

2° Il existe chez elle une *hyspéresthésie* extrême du cuir chevelu. Elle ne peut rien supporter sur la tête, les choses les plus légères, un tulle, une simple gaze, lui causent des douleurs intolérables. Elle a même été obligée de faire couper ses cheveux tout à fait ras ;

3° *Hypochondrie prononcée.* La malade, toujours triste, a un dégoût du monde. Elle veut constamment être seule ;

4° Enfin, des *névralgies faciales* presque constantes, des pleurs fréquents, la sensation de boule à la gorge (boule hystérique), quelquefois des convulsions violentes (attaques de nerfs), complètent le tableau de la névrose de Mme X....., pour laquelle tous les moyens possibles ont été vainement essayés.

Traitement. — Les procédes employés dans le cas précédent furent également mis en usage ici.

(1) Dr Arthuis, loc. cit., page 120.

Dès le second mois, un mieux très notable était obtenu.

A la fin du quatrième, la guérison était pour ainsi dire complète.

Tous les symptômes nerveux avaient disparu, la malade recherchait le monde et les distractions et pouvait marcher sans être soutenue. Seule, l'hyperesthésie de la tête existait encore, mais à un degré beaucoup moindre puisque le chapeau était très facilement supporté.

Pour achever de faire disparaître ce dernier inconvénient, quelques jours de traitement eussent encore été nécessaire. Malheureusement Mme X..... fut obligée de quitter brusquement Paris.

RHUMATISME

L'électricité statique produit d'excellents résultats dans les rhumatismes; une remarque néanmoins nous paraît nécessaire. En effet, tandis que le rhumatisme musculaire simple et le rhumatisme névralgique seront soulagés et guéris par notre traitement, il est indipensable de noter que le rhumatisme articulaire ne pourra être traité par l'électricité que lorsque l'état aigu aura disparu.

Nous l'avons dit, l'électricité augmente la vitesse circulatoire et, par conséquent, ne nous paraît pas devoir être employée sur une surface déjà soumise à une forte congestion. Lorsqu'au contraire l'affection aura passé à un état chronique relatif, lorsque cette congestion vive aura disparu l'électricité produira d'excellents effets:

OBSERVATION X

Rhumatisme du bras droit

M. P..., 58 ans, est atteint d'une douleur très vive siégeant au niveau de l'épaule droite. L'articulation ne présente rien d'anormal; pas de gonflement. Certains mouvements sont extrêmement pénibles, entre autres les mouvements d'abduction; il est impossible, en même temps, de porter le bras en arrière et en dedans sans provoquer une très vive douleur; le rhumatisme siège donc, selon nous, dans les faisceaux moyens et postérieurs du deltoïde et dans le grand dorsal.

Cette douleur existe depuis onze mois, en présentant des paroxysmes pendant la nuit. De son propre chef, M. P.... a employé, pendant tout ce temps et sans résultat, les divers moyens appropriés; il se soumet à notre traitement, le 7 juin 1876.

Après quelques minutes de souffle et de courants, nous employons de fortes étincelles; au bout de dix minutes, M. P... exécutait tous les mouvements du bras sans éprouver la moindre sensation pénible. Les jours suivants nous continuâmes le traitement par étincelles; les douleurs qui se manifestaient de temps en temps cessèrent complètement le 12 juin, c'est-à-dire au bout de cinq séances. Nous continuâmes néanmoins

6

le traitement commencé, qui fut cessé définitivement un mois après. Nous avons revu notre malade deux ans après ; aucune douleur ne s'était reproduite.

OBSERVATION XI (1)

Rhumatisme articulaire

Mme X..., 49 ans, est atteinte depuis trois ans de rhumatismes articulaires des deux genoux. Les douleurs sont aiguës, la marche difficile, pénible, souvent même impossible, et chaque année, pendant presque tout l'hiver, Mme X... est obligée de garder le lit.

Inutile de dire qu'avant de suivre notre médication, elle avait épuisé toutes les autres sans résultat.

Traitement. — Courants, frictions et quelques étincelles. Durée de la séance : un quart d'heure. Guérison au bout de deux mois.

L'auteur a eu malheureusement l'occasion de faire une expérience sur lui-même. Atteint depuis cinq jours de douleurs atroces ayant leur siège dans le deltoïde gauche, deux électrisations, à deux heures d'intervalle, suffirent pour lui permettre de dormir toute une nuit, lorsque depuis cinq fois vingt-quatre heures l'impossibilité de se coucher l'avait forcé de veiller dans un fauteuil. Au réveil, les douleurs étaient insignifiantes et il put reprendre ses visites.

---

(1) Dr Arthuis, loc. cit., page 108.

ATAXIE LOCOMOTRICE

L'ataxie locomotrice est une maladie qui a été bien longtemps confondue avec d'autres affections de la moëlle épinière.

Ce n'est que depuis les travaux de Duchenne (de Boulogne), de Velpean et, enfin, récemment de M. le professeur Charcot qu'elle a véritablement pris place dans les cadres nosologiques et qu'on a pu étudier ses lésions et ses symptômes. Pour nous, nous n'avons jamais eu à traiter d'ataxiques, mais comme l'électricité statique a été appelée à combattre avec succès cette épouvantable affection, nous reproduirons l'observation suivante (1) :

OBSERVATION XII

M. de X..., 48 ans, homme de lettres, est venu nous consulter le 1ᵉʳ juillet 1872.

Les premiers symptômes de l'*ataxie locomotrice progressive,* dont il est affecté, remontent à quinze ans en arrière.

Ils consistaient en douleurs intercostales fugitives et en altérations visuelles avec tendance marquée au strabisme et à la diplopie. Sous l'influence de peines morales de diverses natures, l'état général s'était singulièrement aggravé. Sommeil, appétit, embonpoint, tout avait successivement disparu.

(1) Dʳ Arthuis, loc. cit., page 178.

Il consulta, tour à tour, plusieurs célébrités médicales de Paris qui conseillèrent une saison à Ems (1866).

L'année suivante, il fut envoyé à Vichy, sans obtenir la moindre amélioration ; il revint même plus souffrant.

Cependant la maladie allait toujours grandissant. Les *douleurs fulgurantes*, intolérables, devenaient de plus en plus fréquentes et prenaient le caractère de crises. Le dépérissement général augmentait, et M. de X... devenait incapable de tout travail intellectuel : la vue seule d'un livre lui causait une répugnance particulière, et l'idée d'écrire, même quelques lignes insignifiantes, lui inspirait un insurmontable dégoût. C'est à ce moment qu'un état hémorroïdal très douloureux se manifesta en même temps qu'une constipation rebelle et un affaiblissement sensible de la vessie. De nouvelles consultations firent ordonner les eaux d'Aix (1868). L'effet de cette cure fut peu appréciable. L'hivernage à Paris devint impossible et le malade fut dirigé sur Nice. Douleurs de plus en plus vives, amaigrissement continu, troubles de la vue plus grands, incontinence d'urine et premiers désordre dans la locomotion.

Les bains de vapeurs térébenthinés sont alors prescrits et interrompus au vingtième par l'exténuation du malade et l'inéfficacité du moyen.

De retour à Paris, une seconde saison à Aix fut encore conseillée, sans plus de résultat que la première.

Nouvel hivernage à Nice, pendant lequel M. de X... prend 104 bains turcs, sans aucun avantage.

Rentré à Paris, il commença un traitement électrique

(mais par l'électricité dynamique), avec un spécialiste connu. Aucune amélioration n'est obtenue par cette médication.

Chassé de Paris par l'invasion, le malade ne peut dépasser Orléans où il s'alite. Il traverse ce rude hiver de 1870-71 dans les conditions les plus pénibles. Le moral reste bon, mais le corps s'affecte de plus en plus. La marche devint beaucoup plus difficile et plus désordonnée et les chutes se font fréquentes. Les douleurs fulgurantes sont presque quotidiennes, et une insomnie implacable est le partage de toutes ses nuits. A ce moment, le malade est tellement découragé qu'il résiste à tout conseil de médication nouvelle et semble résolu à s'abandonner tout à fait.

C'est le 1er juillet 1872 qu'il commença à suivre notre traitement. Au bout d'un mois une amélioration sensible s'était déjà montrée; diminution notable des douleurs, augmentation de l'appétit, retour du sommeil, état moral meilleur.

A la fin de la première année de la cure (le traitement n'avait pas été continu; tous les trois mois environ nous l'interrompions pendant quinze jours à trois semaines); les douleurs atroces d'autrefois avaient entièrement cessé.

L'appétit était bon et un embonpoint notable avait reparu.

La sensibilité des jambes, totalement abolie, était revenue entière.

L'incontinence d'urine n'existait plus.

Enfin, la marche était meilleure.

Le moral était aussi considérablement remonté, le goût du travail était revenu, et M. de X..... publiait plusieurs travaux littéraires importants et très appréciés.

ÉPILEPSIE

L'épilepsie est une affection nerveuse contre laquelle ont été dirigés les traitements les plus variés. L'électricité statique nous a paru donner d'excellents résultats et nous croyons que c'est le premier remède à appliquer à cette redoutable maladie.

Néanmoins, nous ferons une remarque, c'est que le traitement devra toujours être très lent; c'est avec de nombreux mois qu'il faudra compter si l'on veut obtenir une guérison définitive; c'est probablement le cas qui exige le traitement le plus long.

OBSERVATION XIII

Mme R..... est âgée de 40 ans, elle a eu dans sa jeunesse de nombreuses attaques de convulsions et est atteinte d'épilepsie depuis 15 ans. Les crises d'abord rares se sont succédées rapidement et se reproduisent maintenant deux fois par semaine en moyenne.

Nous commençons les séances d'électricité le 5 août 1876; nous ne faisons usage au début que du bain électrique. Malgré la douceur de ce traitement, dans les trois premières semaines, il n'y eut que trois crises et encore pendant la première moitié. Au bout de ces trois semaines, nous commençâmes à appliquer le souffle est un peu d'aigrettes. Quelques crises se manifestèrent encore pendant le mois suivant. Les électrisations furent continuées pendant quinze jours et nous ne revîmes plus notre malade. Onze mois s'étaient écoulés lorsque nous eûmes occasion de la revoir; elle nous dit alors qu'une crise venait de la reprendre et comme elle avait quitté la ville, nous l'engageâmes à se faire soigner à Paris où elle habitait, ce qu'elle ne fit pas.

Néanmoins, le résultat obtenu est des plus remarquables. Deux choses sont en effet intéressantes dans cette observation : d'abord le résultat obtenu, puisque deux mois de traitement amenèrent une cessation des crises pendant onze mois consécutifs; et, en second lieu, l'action du bain électrique. Nous voyons, en effet, que les crises avaient diminué de moitié, bien qu'on n'ait encore employé que le moyen le plus doux. Ce fait, comme nous l'avons dit plus haut, nous a conduit à attribuer une vertu curative au bain électrique.

PARALYSIE

Les diverses paralysies sont les maladies qui ont été traitées les premières par l'électricité. Toutes les méthodes d'administration de cet agent ont donné des résultats satisfaisants, mais nous ne croyons pas qu'aucune méthode soit comparable à l'électricité statique.

Nous allons donner les raisons de notre manière de voir.

L'électricité statique produit dans les paralysies, quelles que soient leurs causes, des effets curatifs presque absolument constants.

Cette assertion est prouvée par les innombrables cas de guérison dont les relations se trouvent dans les différents auteurs.

Pour nous, elle ne nous a jamais fait défaut, et nous avons presque toujours obtenu des guérisons dans les cas récents, et de très notables améliorations dans ceux d'ancienne date.

Cet agent thérapeutique nous paraît être à étudier surtout dans les paralysies de causes hémorrhagiques. Cette dernière sorte de paralysies a donné lieu à des assertions unanimes des auteurs qui se sont occupés de leur traitement par l'électricité dynamique. Il est facile, en effet, de trouver partout la défense d'appliquer l'électricité dans les cas de paralysies d'origine hémorrhagique, avant que le foyer soit complètement cicatrisé, ou tout au moins, avant que ses parois soient en voie notable de réparation.

Si on appliquait, suivant les auteurs, l'électricité dynamique avant l'accomplissement de ces phénomènes, on courrait de grands risques de voir se manifester de nouvelles hémorrhagies.

Loin de nous la pensée de nier absolument la possibilité de pareils phénomènes; mais est-il bien sûr que des expériences inattaquables soient venues démontrer la véracité de ces affirmations? Il est un fait certain et connu de tous les médecins : c'est qu'un individu ayant eu une première hémorrhagie cérébrale se trouve exposé à en avoir de nombreuses. Or, lorsque pendant la durée du traitement électrique, un malade sera repris d'une attaque de paralysie, sera-t-on autorisé à en attribuer la cause au traitement lui-même ? Nous ne saurions trancher cette question ; néanmoins, il paraît que c'est sans avoir donné des raisons bien sérieuses que certains auteurs rejettent sur l'électricité la responsabilité des rechutes :

Nous allons prouver ce que nous avançons :

S'il est un auteur qui ait travaillé l'électricité et dont les recherches précieuses le font à juste titre considérer comme un de nos plus savants, c'est à coup sûr le regretté Duchenne (de Boulogne).

Nous pouvons affirmer que c'est lui, qui à coup sûr a dit aux médecins d'attendre au minimum six mois avant de commencer un traitement électrique dans une apoplexie cérébrale. C'est surtout d'après lui que la plupart des médecins attendent de nombreux mois avant de soigner leurs malades par l'électricité.

Les raisons qu'il invoque doivent être bien sérieuses ! Examinons-les.

On trouve dans le magnifique ouvrage d'électrisation localisé (chapitre des paralysies) l'observation d'un jeune

homme atteint de paralysie de la face à la suite d'hémorrhagie.

Duchenne raconte, qu'appelé par un de ses confrères
près de ce malade, il crut devoir ordonner le traitement
immédiat par les courants induits. L'amélioration s'était
manifestée promptement, et on s'attendait à une guérison rapide, lorsque tout à coup une nouvelle hémorrhagie se déclare.

Duchenne n'hésite pas un instant et affirme que la rechute est due au traitement électrique. C'est conscien-
cieux, mais est-ce bien scientifique? Tournons quelques
pages et lisons une autre observation. Il s'agit d'un jeune
homme placé exactement dans les mêmes conditions
que celui qui fait l'objet de la relation précédente. Duchenne impressionné par les résultats s'oppose absolument à l'application de l'électricité. Mais ce qu'il y a de
plus remarquable c'est qu'il se félicite de sa détermina-
tion, parce que trois jours après une rechute se produit.

Eh bien ! Nous demandons comment on peut prouver
que dans le premier cas c'était l'électricité qui avait
amené l'hémorrhagie ?

Nous le répétons : nous n'avons pas la prétention de
trancher la question, mais nous considérons qu'il était
utile de faire ces quelques réflexions.

Laissons de côté la question théorique et passons à la
pratique.

Des observations qu'on va lire et de nombreux cas
publiés par les auteurs qui se sont occupés d'électricité

statique, il ressort une vérité des plus intéressantes.
C'est que dans les cas de paralysies, causés par hémorrhagie cérébrale, jamais il n'est arrivé de rechutes pendant la durée du traitement, bien que le plus souvent
l'électricité statique ait été appliquée dans les quarante-
huit heures qui ont suivi l'accident, c'est le cas de nos
trois observations suivantes :

OBSERVATION XIV

Hémiplégie gauche

Mme R..., 60 ans, est d'une bonne santé et n'a, pour
ainsi dire, jamais été malade. Le 21 mai 1878, elle est
prise d'une attaque d'apoplexie pour laquelle on nous
fait demander immédiatement. Nous constatons une
hémiplégie gauche, intéressant peu les muscles de la
face ; la langue est néanmoins déviée, la parole embar-
rassée. Le lendemain elle se fait transporter dans notre
cabinet.

Les mouvements du bras et de la jambe gauches sont
absolument nuls, et nous sommes obligé, pour la main-
tenir sur l'isoloir, de remplacer le tabouret par une
chaise. Après quelques minutes de souffle et de courant, nous employons de fortes étincelles que nous dirigeons principalement sur la nuque, la colonne vertébrale et les membres paralysés. Après un quart d'heure
d'électrisation, Mme R... descend seule de l'isoloir et au
grand étonnement de ses porteurs regagne à pied sa

voiture. Elle revint pendant deux jours; la jambe a recouvré l'intégrité de ses fonctions, le bras et la main seuls restent paresseux. Quelques frictions ont été employées sur la face; la déviation de la langue est presque insignifiante; de petites étincelles ont été, d'ailleurs, dirigées sur cet organe.

Malgré nos conseils, Mme R..., enthousiasmée par les résultats obtenus et se croyant guérie, ne revint pas. Quinze jours après notre malade, voyant que les fonctions du bras ne s'amélioraient pas, vint de nouveau réclamer le secours de l'électricité. Sept séances consécutives suffirent pour la guérir complètement.

OBSERVATION XV

Hémiplégie droite

M. T..., 62 ans, est atteint d'une affection rhumatismale depuis longtemps. Il y a néanmoins quelques années qu'il ne ressent plus de douleurs, quand, le 22 mars 1879, nous fûmes appelés à constater chez lui une hémiplégie du côté droit. Nous devons noter qu'il n'y a pas d'aphasie. Nous le soumettons, dès le lendemain, à l'action de l'électricité statique. Comme dans le cas précédent, nous avons recours aux étincelles presque immédiatement.

Dès la première électrisation, l'amélioration est manifeste. Après la cinquième, la guérison est complète.

Le malade prend vingt séances; toute trace de paralysie a disparu; il n'y a pas eu d'accidents.

OBSERVATION XVI

Hémiplégie droite

M. B..., 64 ans, s'est toujours bien porté, quand le 21 mai 1880 il tombe frappé d'une attaque de paralysie. Le côté droit est entièrement inerte; notre malade ne peut prononcer que des sons inarticulés; l'aphasie est complète. Le malade est resté une demi-heure sans connaissance. Nous le soumettons, dès le lendemain, au traitement électrique. Une seule séance est prise; l'amélioration n'est pas notable. Les deux jours suivants, nous administrons trois électrisations par jour. Au bout de ce temps, la jambe recouvre ses fonctions, l'aphasie reste presque complète, les mouvements du bras commencent à se rétablir, ceux de la main sont nuls. Nous ne donnons plus que deux séances par jour. Les mouvements du bras et de la main font de notables progrès, ceux de la jambe ont recouvré leur intégrité. Au bout de vingt jours nous croyons une séance quotidienne suffisante, mais l'aphasie persistant, nous croyons devoir revenir à deux électrisations pendant lesquelles nous dirigeons des étincelles sur la langue. Le 12 juillet, c'est-à-dire moins de deux mois après l'accident, notre malade a recouvré complètement l'usage de la parole et est guéri définitivement.

Voilà donc trois malades, et nous en pourrions citer bien d'autres, qui, surpris par une hémorrhagie cérébrale, ont été traités par l'électricité statique dans les vingt-quatre heures qui ont suivi l'accident. Nous nous sommes donc mis en contradiction formelle avec les préceptes généralement acceptés ; jamais nous n'avons eu à regretter notre intervention immédiate. De là il nous est permis de tirer les conséquences suivantes : c'est qu'en admettant ce qui, nous l'avons dit plus haut, ne nous est pas démontré, que l'électricité dynamique puisse amener une congestion du foyer cérébral, ces accidents sont impossibles par l'emploi de l'électricité statique ; elle est donc supérieure à la première.

Nous ajouterons, et notre expérience journalière nous le permet, que lorsqu'il s'agit de traiter une paralysie de cause hémorrhagique par l'électricité statique, plus tôt on appliquera cet agent, plus on aura de chances de guérir complètement son malade, et moins il faudra de temps pour obtenir ce résultat.

L'absence constante d'accidents et la rapidité relative avec laquelle l'amélioration de la paralysie se produit nous autorise à émettre cette opinion : que l'électricité statique, loin de disposer le malade à des hémorrhagies secondaires, aide au contraire à la résorption des caillots et à la cicatrisation du foyer.

PHTHISIE PULMONAIRE

Nous n'avons pas la prétention de guérir la phthisie pulmonaire par l'électricité statique. Néanmoins, par son action, elle fait cesser certains symptômes qui sont des plus pénibles pour le malade. Son action tonique se manifeste au plus haut degré, et c'est par cette propriété qu'elle fait disparaître les sueurs nocturnes et la fièvre hectique. L'observation suivante prouve péremptoirement ce que nous avançons.

OBSERVATION XVII

Mlle F..., 20 ans, a toujours été d'une santé délicate. Il ne paraît pas y avoir d'antécédents tuberculeux dans la famille; cependant elle est atteinte d'une phthisie pulmonaire dont les premiers symptômes se sont montrés avec la première apparition menstruelle qui a eu lieu à 15 ans. Depuis cette époque, elle a presque toujours été malade; la formation a été des plus difficiles ; le sang est pâle et paraît à des intervalles extrêmement irréguliers. Mlle F... habitait Paris. Son médecin, à bout de ressources, lui conseilla le séjour à la campagne; c'est ainsi que nous fûmes appelé à lui donner nos soins. Elle présente les symptômes suivants : l'auscultation révèle l'existence de cavernes considérables au sommet du poumon droit; quelques cavernes moins grandes existent également au sommet gauche; l'amaigrissement est extrême; les forces sont pour ainsi dire nulles; la fièvre, quoique légère, est constante; l'horreur des aliments est manifeste, néanmoins les digestions sont bonnes.

Des sueurs nocturnes, très abondantes, viennent s'ajouter à toutes ces causes de dépérissement et on s'attend dans la famille à une issue fatale prochaine.

C'est dans ces conditions que nous commençons le traitement par l'électricité le 3 juillet 1876. Pendant dix-huit jours consécutifs nous donnons deux séances par jour, pendant lesquelles nous arrivons rapidement à l'emploi de fortes étincelles, que nous dirigeons de préférence le long de la colonne vertébrale.

Au bout de la quinzième séance, un mieux notable se manifeste et nous commençons à assister à un phénomène de résurrection, pour employer le terme dont se servirent les parents de la jeune fille. Vers la trente-cinquième séance, les règles paraissent plus abondantes que jamais et durent cinq jours pendant lesquels le traitement est suspendu. Pendant les vingt-deux jours suivants, nous administrons encore l'électricité presque continuellement deux fois par jour. Durant cette période, Mlle F... manque deux jours ses séances; c'était pour aller faire deux parties de campagne et de longues courses à pied dans les bois. Le 18 août, les règles reparaissent; tout se passe normalement et à partir de ce moment Mlle F...... est littéralement transformée. Elle a repris de l'embonpoint; elle fatigue à la marche ceux qui l'accompagnent; il n'y a plus de trace de fièvre; l'appétit est des plus réguliers; les sueurs nocturnes ont complètement disparu. Une centaine de séances d'électricité ont suffi pour faire observer ces remarquables résultats.

Notre malade vécut ainsi deux ans, au bout desquels elle fut reprise d'une nouvelle poussée dont il fut cette fois impossible d'arrêter les progrès. L'issue fatale ne tarda pas à arriver.

Quoiqu'il en soit, il est prouvé que lorsqu'on nous l'amena cette jeune fille n'avait pas deux mois à vivre: l'électricité statique l'a fait vivre deux ans. Il est hors de doute pour nous, étant donnés ce fait et bien d'autres qui sont à notre connaissance, que si Mlle F... avait été soumise au traitement électrique à l'âge de quinze ans, c'est-à-dire au début de sa maladie, elle serait encore de ce monde à l'heure qu'il est.

ACTION DE L'ÉLECTRICITÉ SUR LA MENSTRUATION

Il est facile de voir que tous les auteurs qui se sont occupés d'électricité statique ont noté son action bienfaisante dans les cas d'aménorrhée et de dysménorrhée. Cette action est, en effet, des plus manifestes.

Nous n'avons jamais eu à traiter de malades spécialement pour ces affections. Néanmoins, nous avons pu remarquer son efficacité chez de nombreuses malades soignées pour d'autres affections. C'est ainsi qu'on pourra voir les règles reparaître normalement chez les jeunes filles qui font l'objet de nos observations, n°s 1, 2 et 17.

OBSERVATION XVIII (1)

Élisabeth Raven, âgée de 16 ans, jouissant auparavant

---

(1) Roth, cité par le Dr Tripier, loc. cit., page 621,

d'une santé généralement bonne, est réglée depuis trois mois. La menstruation ayant été supprimée, elle fut prise de mouvements involontaires dans la main et le bras droits, lesquels augmentèrent d'intensité jusqu'à l'époque actuelle. On eut recours à l'électricité au mois de juillet. Les étincelles furent tirées de l'épine dorsale et l'on fit également des décharges sur le bassin.

Après que l'électricité eût été appliquée cinq fois, les cataménies reparurent et la chorée cessa. La jeune fille continua à se bien porter jusqu'au 19 novembre où les règles n'ayant pas paru à l'époque, elle revint à l'hôpital. Quelques décharges électriques sur le bassin amenèrent la menstruation et elle sortit parfaitement bien portante.

De tout ce que nous venons de dire résulte un conseil pratique : *c'est qu'un médecin ayant à traiter une femme par l'électricité statique devra toujours s'enquérir, quelle que soit l'affection pour laquelle il lui donnera des soins, si elle est à son époque cataméniale ou si elle est enceinte. Dans ces cas l'abstention est une règle absolue, car si l'on employait l'électricité on aménerait des pertes ou un avortement.*

CONCLUSION

En terminant ce mémoire, résumons en quelques mots nos opinions sur l'emploi de l'électricité statique en thérapeutique.

Nous n'hésitons pas à l'affirmer, on a trop négligé l'emploi de cet agent pour porter les études sur l'électricité dynamique. Cette dernière méthode, en effet, donne des résultats incertains dans bien des cas où l'électricité statique se montre constamment efficace ; dans d'autres, à tort ou à raison, ses partisans la traitent de dangereuse, tandis que l'électricité statique ne fait courir aucuns risques.

Action fidèle, innocuité complète, tels sont les deux grands avantages de l'emploi de la méthode que nous préconisons. Néanmoins, répétons-le, on n'obtiendra jamais de bons résultats que lorsqu'une étude attentive des symptômes aura amené le médecin à porter un diagnostic inattaquable, ce qui lui permettra de ne soigner par l'électricité statique que les maladies justiciables de ce traitement.

TABLE DES MATIÈRES

TROISIÈME PARTIE

Des différentes manières d'appliquer l'électricité statique

QUATRIÈME PARTIE

Observations cliniques

FIN DE LA TABLE DES MATIÈRES

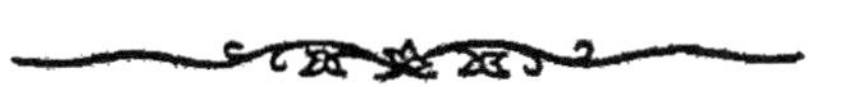

ALGER. — TYPOGRAPHIE ADOLPHE JOURDAN.

www.ingramcontent.com/pod-product-compliance
Ingram Content Group UK Ltd.
Pitfield, Milton Keynes, MK11 3LW, UK
UKHW020914120726
13693UKWH00003B/1020